Wohlbefinden

Bibliografische Information Der Deutschen Bibliothek
Die Deutsche Bibliothek verzeichnet diese Publikation in der Deutschen Nationalbibliografie; detaillierte bibliografische Daten sind im Internet über ‹http://dnb.ddb.de› abrufbar.

2. Auflage 2005

NP BUCHVERLAG
St. Pölten – Wien – Linz

www.np-buch.at
verlag@np-buch.at

Grafische Gestaltung: verlagsbüro wien, Kurt Hamtil

Fotografie: Fotostudio Margit Berger, Leonding

Models: Maria und Harald Danzmayr, Linz

Die Aufnahmen der beiden Lebendblutbilder stammen aus dem Archiv von Helmut Fliesser.

Gesamtherstellung:
Niederösterreichisches Pressehaus
Druck- und Verlagsgesellschaft mbH
A-3100 St. Pölten, Gutenbergstraße 12

ISBN 3-85326-237-6

RUDOLF NAGILLER
MARGARETHE FLIESSER
HELMUT FLIESSER

Sich selber spüren
Sich selbst vertrauen

Wohlbefinden

DEIN KÖRPER IN BALANCE

NP
BUCHVERLAG

Die Autoren

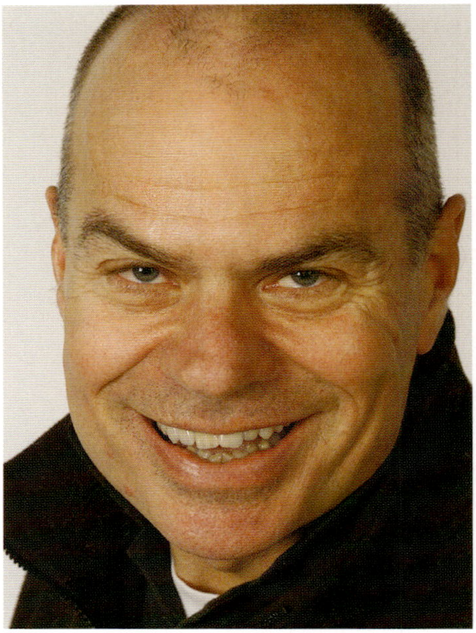

Rudolf Nagiller

Er war lange ein führender Journalist im ORF. Diesen verließ er vor einigen Jahren, um sich den ‚Lebenswissenschaften' zu widmen. Mit dem Feldenkraistrainer Wim Luijpers hat er zwei Bestseller über Ausdauerbewegung und Bewegung im Alltag geschrieben: ‚Gentle Running' und ‚Gentle Moving'. In beiden geht es letztlich auch ums Wohlbefinden. Mit seinen zwei neuen Partnern behandelt er dieses Thema jetzt noch umfassender: Für sein Wohlbefinden braucht der Mensch außer regelmäßiger Bewegung auch eine auf ihn ganz persönlich abgestimmte Ernährung und den gekonnten Umgang mit Stress. Rudolf Nagiller lebt in der Nähe von Wien.

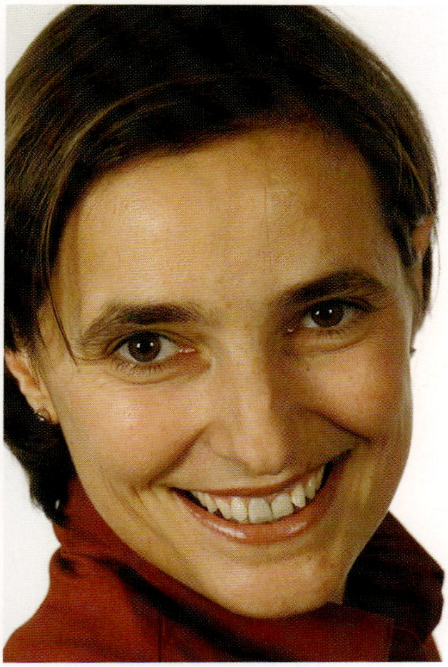

Margarethe Fliesser

Ärztin für Allgemeinmedizin in der Nähe von Linz in Oberösterreich. Sie besitzt auch Diplome für Akupunktur und Ayurvedamedizin; außerdem das Abschlussdiplom der Sozialakademie Innsbruck. Es ist Margarethe Fliesser ganz wichtig, sich für jeden einzelnen ihrer Patienten viel mehr Zeit als üblich nehmen zu können, um so die Selbstheilungskräfte zu mobilisieren. Erst nach ausführlichen Gesprächen und Untersuchungen stellt sie ihre Diagnosen, und sie versucht dann, nur mit den unbedingt notwendigen Medikamenten auszukommen und das moderne Wissen der Schulmedizin mit Naturheilkunde zu verbinden.

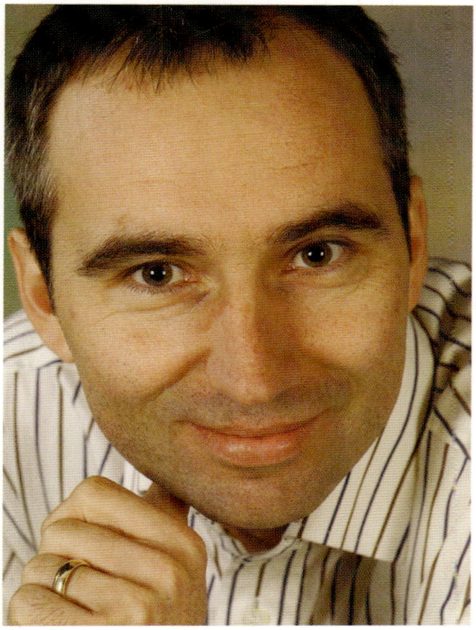

Helmut Fliesser

Facharzt für Orthopädie, Sportorthopädie und orthopädische Chirurgie; außerdem Ausbildung in Sportmedizin, Osteopathie und craniosacraler Therapie. Bei seinen Patienten legt Helmut Fliesser großen Wert auf ein ganzheitliches Verständnis ihrer körperlichen und mentalen Befindlichkeit. Er arbeitet seit über zehn Jahren chirurgisch, doch bevor er zu einer Operation rät, versucht er, den wahren Grund der Beschwerden zu erkennen und mit komplementären Therapien zu helfen. Unter ‚Erfolgsgeschichte Körper' gibt Helmut Fliesser sein Gesundheitswissen in Seminaren weiter. Er lebt mit Margarethe in der Nähe von Linz.

Wir
Wunder
der
Schöpfung.

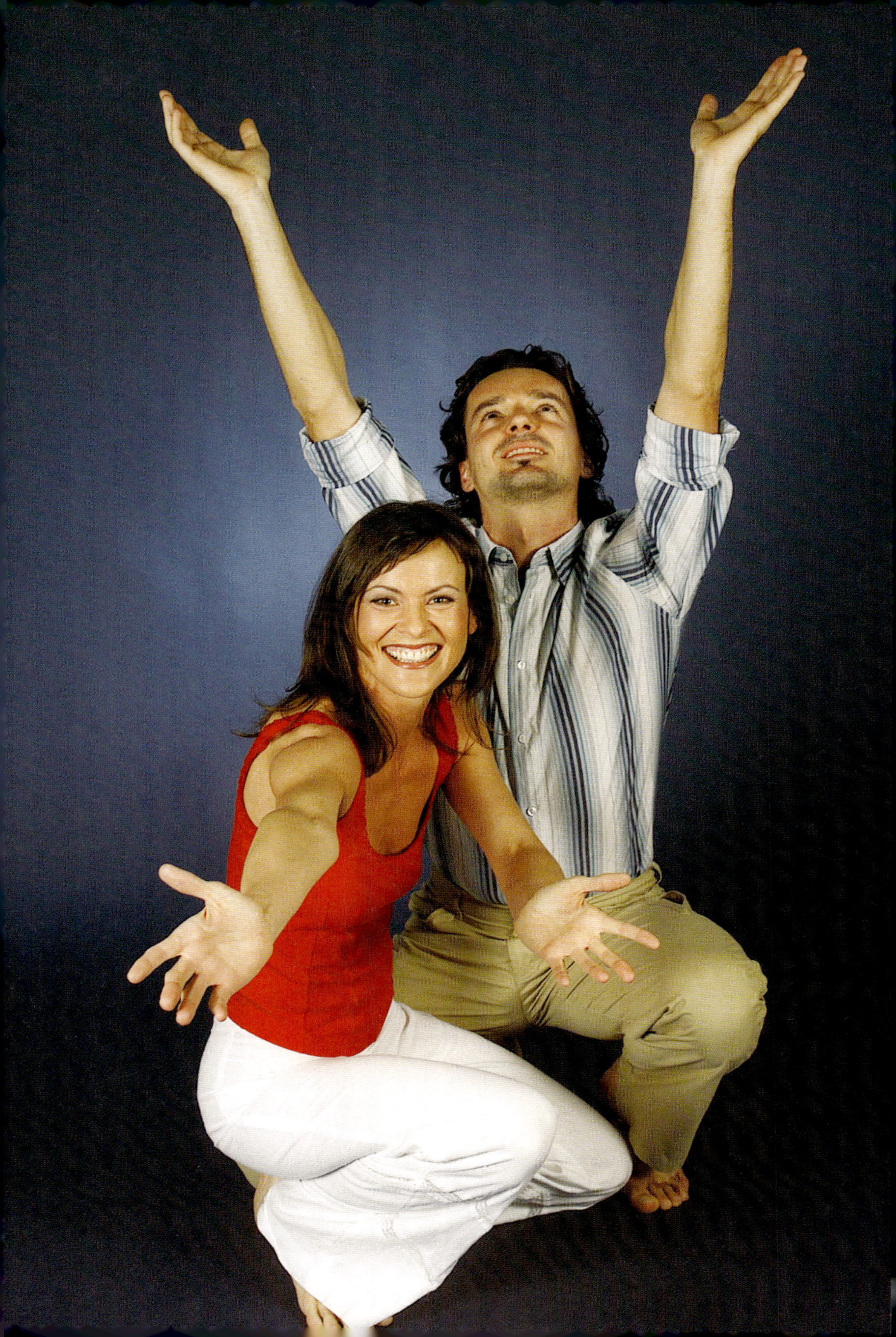

„Weißt du, wie viel Sternlein stehen ...?"

‚Unendlich viele, Millionen, Milliarden', würden wohl die meisten sagen. Wir wussten es auch nicht besser, doch haben wir uns schlau gemacht, und seitdem kommen wir aus dem Staunen nicht heraus.

Unsere Milchstraße: elf Nullen

Am Nachthimmel siehst du unendlich viele Sterne und dennoch nur einen kleinen Ausschnitt unserer Milchstraße. Hundert Milliarden Sterne kreisen in ihr, leuchtende Sterne sind gemeint, also Kraftwerke, wie unsere Sonne eines ist; mit Planeten wie der Erde oder gar mit Monden geben wir uns gar nicht ab. Hundert Milliarden, das ist eine Eins mit elf Nullen: 100.000.000.000. Warum erzählen wir dir das? Ganz einfach, weil wir dich zum Staunen bringen wollen! Über den Sternenhimmel? Ja auch, aber noch mehr über etwas, mit dem du jeden Tag zu tun hast, worüber du aber viel zu selten staunst: Wir meinen dich selbst. Du bist nämlich selbst ein lebendes Universum aus sage und schreibe 100.000.000.000.000 Kraftwerken, die wir Zellen nennen. Merkst du was? Da sind noch drei Nullen mehr dran: hundert Billionen oder hunderttausend Milliarden oder hundert Millionen Millionen. Du trägst in dir also tausendmal so viele Zellen, wie es in unserer riesigen Milchstraße Sonnen gibt.

Du: eine Eins und vierzehn Nullen

100 Billionen Zellen, supermikroskopisch klein, man misst sie nur noch in Millimikron. Und dennoch sind sie wahre Wunderdinger, ausgestattet mit einem ebenso vielfältigen wie ausgeklügelten Innenleben: Sie sind Restaurants für deine Ernährung, Medienhäuser für den Informationsaustausch, Krankenhäuser fürs Medizinische, Kreißsäle für den Zellnachwuchs und Friedhofskapellen zur Verabschiedung der alten. Diese Funktionen beherrschen mehr oder weniger alle, und dennoch sind sie darüber hinaus auch noch auf ganz unterschiedliche Aufgaben spezialisiert. In dir ‚glüht' ein ganzes Telefonnetz mit hundert

Milliarden Nerven- und Sinneszellen, die ständig online sind und für dich in jeder Millisekunde alles nach wichtigen Informationen abtasten, ob dir beispielsweise die Außentemperatur zuträglich ist, oder das, was du gerade isst, oder der fremde Hund von gegenüber. Hundert Milliarden Polizisten, deine weißen Blutkörperchen, machen Jagd auf Eindringlinge und wehren diese in jedem Lebensaugenblick ab. Biochemische Fabriken, deine Drüsen, staffieren Tag und Nacht reitende Boten aus, die wir Hormone nennen, und schicken sie mit den verschiedensten Kommandos superschnell durch unseren Körper. Und wenn du dich fortpflanzen willst, gibst du ein Genom mit drei Milliarden Buchstaben weiter. Und alle deine Zellen zusammen stehen schließlich in ständiger Verbindung mit dem, was außerhalb von dir existiert, weil sie Teil eines weit größeren Systems und daher von diesem abhängig sind, von deiner unmittelbaren Umwelt über den ganzen Erdball bis hinauf zu den Sternen über dir; ein fließendes Gleichgewicht, eine Balance, die weit über dich hinausgeht. Vieles verstehen wir nicht, passieren doch in diesem System unvorstellbare Dinge, die wir sonst nur aus fantastischen Filmen kennen, wie Telepathie, Beamen oder der Sol-Antrieb vom Raumschiff Enterprise'. Ein unglaubliches Wunderwerk, dein ganz persönliches Universum.

Du hast 100.000.000.000.000 Diener

Ja, ein ‚Wunderwerk'. Wir meinen dieses Wort nicht einfach nur so erbaulich, wie sich das vielleicht in einer Sonntagspredigt anhören könnte, nein, wir wollen dir klarmachen, dass 100 Billionen Zellen dein ganzes Leben lang rund um die Uhr mit nichts anderem beschäftigt sind, als deine Existenz zu sichern. Und worauf es uns besonders ankommt: Jeder Zelle ist eine viele Millionen Jahre alte und allgegenwärtige Naturintelligenz eingebaut, eine ‚Software', die nicht nur uns, sondern alles Leben steuert. Sie stimmt mit einer unschlagbaren Präzision und Leichtigkeit und ohne Energieverluste alles aufeinander ab, was in unserem Körper, in seiner Umgebung und schließlich in der ganzen Welt geschieht. Diese Lebenssoftware funktioniert am besten, wenn alles in der Balance ist. Damit ist aber keine versteinerte Bewegungslosigkeit gemeint, sondern eine dynamische Balance, bei der alles mit allem zusammenhängt, auch wenn wir das meiste davon nicht durchschauen. Dieses ausbalancierte Fließen ist die eigentliche Kraft, die alles ausmacht. Wird es unterbrochen, ist auch das Gleichgewicht gestört, und damit unser Wohlbefinden.
Wenn wir nicht verlernt haben, uns zu spüren, dann merken wir solche Störun-

gen recht gut. Stell dir vor, du bist an einem schönen See, und es geht dir gut. Dann an einem verschmutzten Wasser, das stört dich und deine Gefühle. Oder du bist mit guten Freunden zusammen, und dann mit Menschen, die du nicht magst: Welch ein Unterschied in deinem Wohlbefinden! Oder du isst etwas, das dir bekommt und das du daher genießen kannst, und ein andermal bekommst du einen Fraß vorgesetzt, den du nur hinunterschlingen kannst, um deinen ärgsten Hunger zu stillen. Es geht jedes Mal um das Gleiche: Wenn du dich einer Umwelt aussetzt, die dir gut tut, oder du dir Lebensumwelt einverleibst, also Lebensmittel zu deinem Leib umformst, die dir gut tun, dann geht's dir umfassend besser: deinem Körper, deinem Geist und deiner Seele. Und der Kompass auf dem Weg dahin ist die Naturintelligenz deiner Zellen. Sie wirkt über deine Gefühle, nicht die dumpfen, nein, über deine reflektierten, deine erfahrenen Gefühle. Über diese gibt sie dir fundamentale Botschaften und schenkt dir so ihre Millionen Jahre alte Erfahrung, alles mit dem Ziel, die Bedingungen deines Lebens konstant gut zu halten.

Ein kluger Herr behandelt seine Diener gut

Immer noch sind wir beim Staunen. Doch worauf wollen wir letztlich hinaus? Welche ‚Moral von der Geschicht' wollen wir dir unterjubeln? Ganz einfach: Wenn du willst, dass es dir gut geht, solltest du deinen 100 Billionen Helfern vertrauen und sie gut behandeln. Das heißt vor allem auch, sie bei ihrer Arbeit nicht zu behindern, sondern zu unterstützen. Und das heißt weiters, nicht gescheiter sein zu wollen als sie mit ihrem uralten Gesundheitswissen.

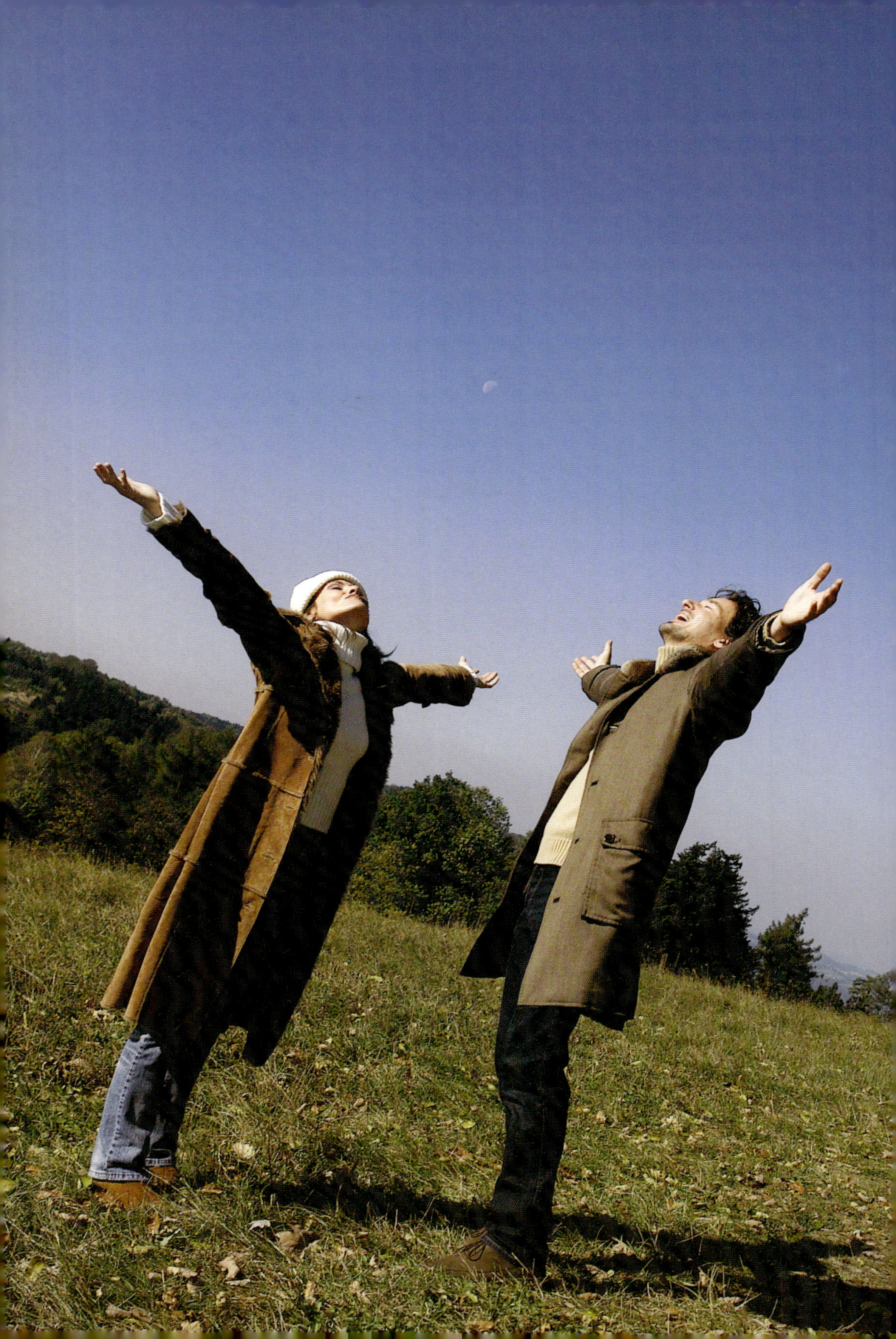

AUSSERIRDISCHE UND INNERIRDISCHE

Krankheiten wurden früher oft als Strafe Gottes begriffen oder als das Werk des Teufels, also die Taten Außerirdischer. Heute denken wir mehr innerirdisch und suchen die Ursachen bei uns selbst.

Die drei alten Krankmacher

Hunger, Krieg und Seuchen – das waren in früheren Jahrhunderten die drei Hauptursachen für die meisten Krankheiten und fürs frühe Sterben. Viele dieser Krankheiten kennen wir heute nur noch aus alten Geschichten oder schaurigen Aufzählungen in verstaubten Medizinfolianten, von ‚A' wie Auszehrung bis ‚Z' wie Zwang; Letzteres steht übrigens für Durchfall, der vor Jahrhunderten das Ende einläuten konnte. Die meisten dieser Krankheiten hatten eines gemeinsam: Sie kamen auf die Menschen von außen zu, für den Einzelnen waren sie wie ‚Außerirdische'. Hunger, Krieg und Seuchen, das quälte die Menschen schicksalhaft: Hunger aus Armut, Krieg von oben und Seuchen von den anderen. Das ist der entscheidende Unterschied zu heute. In unserer Weltgegend gibt es seit über hundert Jahren die moderne Medizin und Hygiene, seit über fünfzig Jahren keine Kriege mehr, keinen Hunger als Massenphänomen und keine Seuchen, die mit dem schwarzen Tod oder anderen Gevattern der früheren Jahrhunderte zu vergleichen sind. Aber wir haben uns stattdessen neue Krankmacher zugelegt.

Die drei neuen Krankmacher

Noch vor ein paar Generationen waren die meisten Menschen arm, ihre Krankheiten waren die einer Gesellschaft in Armut. Heute leben wir in einer Wohlstandsgesellschaft, in der Armut die Ausnahme geworden ist. Vielen geht es so gut wie früher nur den Reichen. Und leider haben wir uns auch deren Lebensstil zugelegt und damit die Krankheiten der Not und des Hungers gegen die Krankmacher des Überflusses eingetauscht. Und wir haben diese auch noch mit den Krankmachern eines völlig neuen Lebens- und Arbeitsstils angereichert. Diese drei neuen Krankmacher werden dir bekannt vorkommen:

1. Ständig ungesund essen und trinken.
2. Ständig keine körperliche Bewegung.
3. Ständig zu viel Stress.

Drei ‚innerirdische' Krankmacher. Wir sind ihnen nicht wirklich schicksalhaft ausgeliefert wie unsere Vorfahren, uns halten höchstens Unwissenheit und Leichtsinn davon ab gegenzusteuern. Eigentlich ist diese Trias ja auch gar nicht sensationell, unser Lebensverstand kennt sie auch ohne große Forschungen. Und wir kennen auch die Wechselbeziehungen: Beispielsweise erzeugt zu wenig Schlaf Stress, das beeinflusst unsere Partnerschaft, unsere Arbeit und die Art, wie wir uns ernähren. Und, und, und ... Wir bitten um Vergebung, aber wir werden noch öfter daran erinnern, dass alles mit allem zusammenhängt und daher jedes Einzelne das Ganze beeinflusst.

Exzess und Askese

Erstens, zweitens, drittens: jedes Mal ‚ständig'; siehe oben. Auf dieses Wort ‚ständig' legen wir großen Wert. Wir predigen nämlich ausdrücklich keine Askese, keine Genussfeindschaft – ganz im Gegenteil. Wer nicht genießen kann, und sei es dann und wann ein kleines, ja, sagen wir ‚Exzesschen', weil er sich ständig unter Kontrolle, also unter Druck setzt, der kann keine Balance finden. Leben ist Bewegung, Wohlbefinden ist Dynamik, ein dauerndes Auf und Ab; Askese tendiert zur lebensfeindlichen Bewegungslosigkeit. Das gelegentliche ‚Exzesschen' hingegen gehört zum Leben: Wir überschreiten dadurch die Grenzen des eigentlich Verbotenen und lassen so den grauen Alltag für einen gedehnten Lebensaugenblick hinter uns. Das halten wir nicht nur aus, wir brauchen es sogar. Ein neurotisch-risikoscheuer Dauerverzicht würde dich auf eine wenig lebensfreundliche Sparflamme herunterfahren. Eine Dauerdiät, die gegen innere Widerstände durchgesetzt wird, macht Stress; sie ist im Grunde nichts anderes als die Fortsetzung der Leistungsgesellschaft bei Tisch. Letztlich geht es einfach darum, dass du lebensvernünftige Verhaltensweisen so verinnerlichst, dass du dich einerseits nicht kontrollieren musst und dass du andererseits die Freiheit hast, diese Grundsätze deinen augenblicklichen Befindlichkeiten anzupassen und sie daher gelegentlich auch über Bord zu kippen.

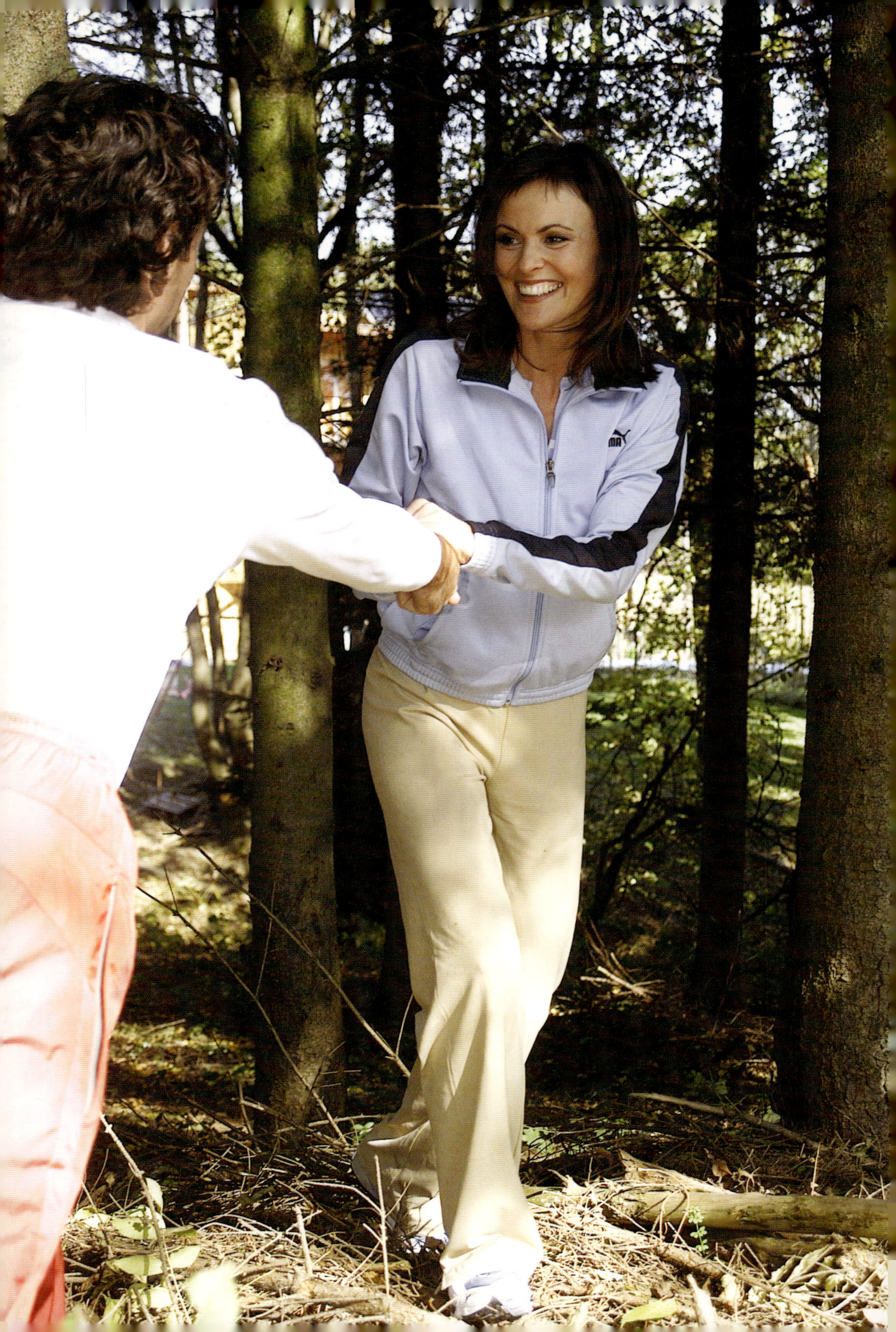

Hilfe von drei Seiten

Die drei neuen Krankmacher bedrohen uns von drei Seiten: von der biochemischen, der biophysikalischen und der seelischen Seite. Doch wo Gefahr droht, ist Hilfe nicht weit: Auch sie kann von allen drei Seiten kommen.

„Gottes Ebenbild"

Die vielen Sterne über uns, die Planeten, Monde und Kometen, lassen sich gedanklich auf drei Wesensteile reduzieren: Masse, Energie und darüber irgendeine geheimnisvolle Kraft, die das Ganze bewegt und zusammenhält. Wenn wir das menschliche Universum mit seinen hundert Billionen Zellen mit dem Universum über uns vergleichen, kommen wir ebenso überraschend wie logisch auf die gleichen drei Wesensteile: erstens wieder Masse, also das rein Materielle an unserem Körper; zweitens Energie, damit wir nicht erkalten, damit unsere Organe arbeiten und wir uns in der Umwelt bewegen können; und drittens über allem eine geheimnisvolle Steuerung, nennen wir es Geist und Seele. Wenn man sich in diese Analogie hineindenkt, bekommt der biblische Satz vom Menschen als Ebenbild Gottes eine neue Bedeutung: Unser kleines Universum als Abbild des großen.
Wie wohl du dich fühlst und wie es dir gesundheitlich geht, das hängt verständlicherweise ganz wesentlich davon ab, wie es diesen drei Wesensteilen in dir geht und wie sie zusammenspielen. Entgegen unserem landläufigen ‚Kinderglauben' können wir und kann unsere Wissenschaft vieles davon nicht oder nur sehr unvollkommen verstehen. Aber manches glauben wir zu wissen, und einiges wollen wir dir mit diesem Buch nahe bringen. Dabei setzen wir bei diesen drei Wesensteilen an.

Erstens: Mund und Nase, deine Biochemie

Das Wort ‚Chemie' kommt aus dem Arabischen. Es fasst unsere Ideen zusammen, die wir vom inneren Wesen der Stoffe haben und von der Möglichkeit, einen Stoff in einen anderen umzuwandeln. Und wenn ‚Bio' davor steht, dann hat es auch noch mit Leben zu tun. Daher steht ‚Biochemie' für unsere inneren

Helferzellen von der Verpflegung und Reinigung. Unterstützt von selbstständigen Helfermikroben, organisieren sie alles, was mit deinem Stoffwechsel zu tun hat, also Essen und Trinken, Atmen und Ausscheidungen, dann das Blut und andere Körpersäfte, das Immunsystem und so weiter. Wenn da etwas gestört ist, wenn zum Beispiel dein Magen drückt, spürst du es schnell. Dieses schnelle Spüren hat einen Vorteil: Wenn du dich nicht wohl fühlst oder gesundheitlich angeschlagen bist, kannst du über die Biochemie am schnellsten etwas bewegen; beispielsweise indem du etwas anderes isst. Daher werden wir uns schon im zweiten Abschnitt mit der Biochemie beschäftigen.

Zweitens: Hand und Fuß, deine Biophysik

‚Physik' ist ein griechisches Wort, das alle unsere Vorstellungen über Materie, Gegenstände und Bewegungen meint sowie deren Beziehungen untereinander. Und bei der Biophysik geht es wieder um etwas Lebendiges, nämlich dein Fahrgestell, deinen Bewegungsapparat: Knochen, Gelenke, Bandscheiben, Muskeln, Bänder, Gewebe und so weiter. Das will alles gepflegt und immer wieder überholt werden. Viele Schwierigkeiten mit unserem Gestell, viele Schmerzen, die es uns im Laufe der Jahre bereitet, sind die Folge muskulärer Ungleichgewichte. Das Zusammenspiel der Muskeln ist eine ganz heikle und oft unterschätzte Angelegenheit. Wenn es gestört ist, spüren wir's. Dagegen gibt es keine Pillen oder Spritzen, diese können höchstens vorübergehend Linderung bieten, indem sie die Symptome, also die Schmerzen, betäuben. Für anhaltende Erfolge bedarf es einer ständigen Pflege unserer Biophysik. Leider sind diese Erfolge meistens nicht so schnell spürbar wie Veränderungen über die Biochemie. Andererseits sind die Verbindungen zwischen unserer Biophysik und der Biochemie, also die wechselseitigen Beeinflussungsmöglichkeiten, wie wir immer wieder sehen werden, mannigfaltiger, als uns das vielleicht bewusst ist, sodass wir unserem Gestell auch über die Biochemie helfen können. Mit der Biophysik beschäftigen wir uns im dritten Abschnitt des Buches.

Drittens: Geist und Gemüt, dein Seelenleben

Jetzt wird's besonders schwierig: Wie pflegt man seinen Geist, sein Gemüt, seine Gefühle, sein Unterbewusstsein, seine mentale Lebenskraft, sein Seelenleben? All dies beeinflusst unser Wohlbefinden und unsere Gesundheit! Angesichts der Macht dieses Wesensteils über den Körper, also über unsere Biochemie und unsere Biophysik, wäre das ganz besonders wichtig. Wie jeder weiß, entzieht sich unser Seelenleben aber letztlich weitgehend unserem Willen. Daher ist es leichter, Gesundheit und Wohlbefinden über die Ernährung, aber auch über den Bewegungsapparat zu pflegen, als willentlich unser komplexes geistig-seelisches Kostüm bis hin zum Unterbewusstsein zu beeinflussen. Das gilt vor allem für uns westlich gepolte Menschen. Ein Inder könnte das vielleicht etwas besser, weil sein ‚mentales Werkzeug' aus seiner Kultur heraus höher entwickelt ist. Und weil er andere Möglichkeiten, die uns offen stehen, gar nicht zur Verfügung hat; zum Beispiel bei der Ernährung. Zunehmend gibt es aber auch bei uns Menschen, vor allem Frauen, die sich selbst mental beeinflussen können. Frauen scheinen besser als Männer zu fühlen, was ihnen gut und was ihnen nicht gut tut; körperlich, aber auch seelisch, zum Beispiel im Beziehungsleben. Und viele Frauen haben eine besondere Fähigkeit, das nicht nur für sich selbst, sondern auch für ihre Lieben mitzuspüren.

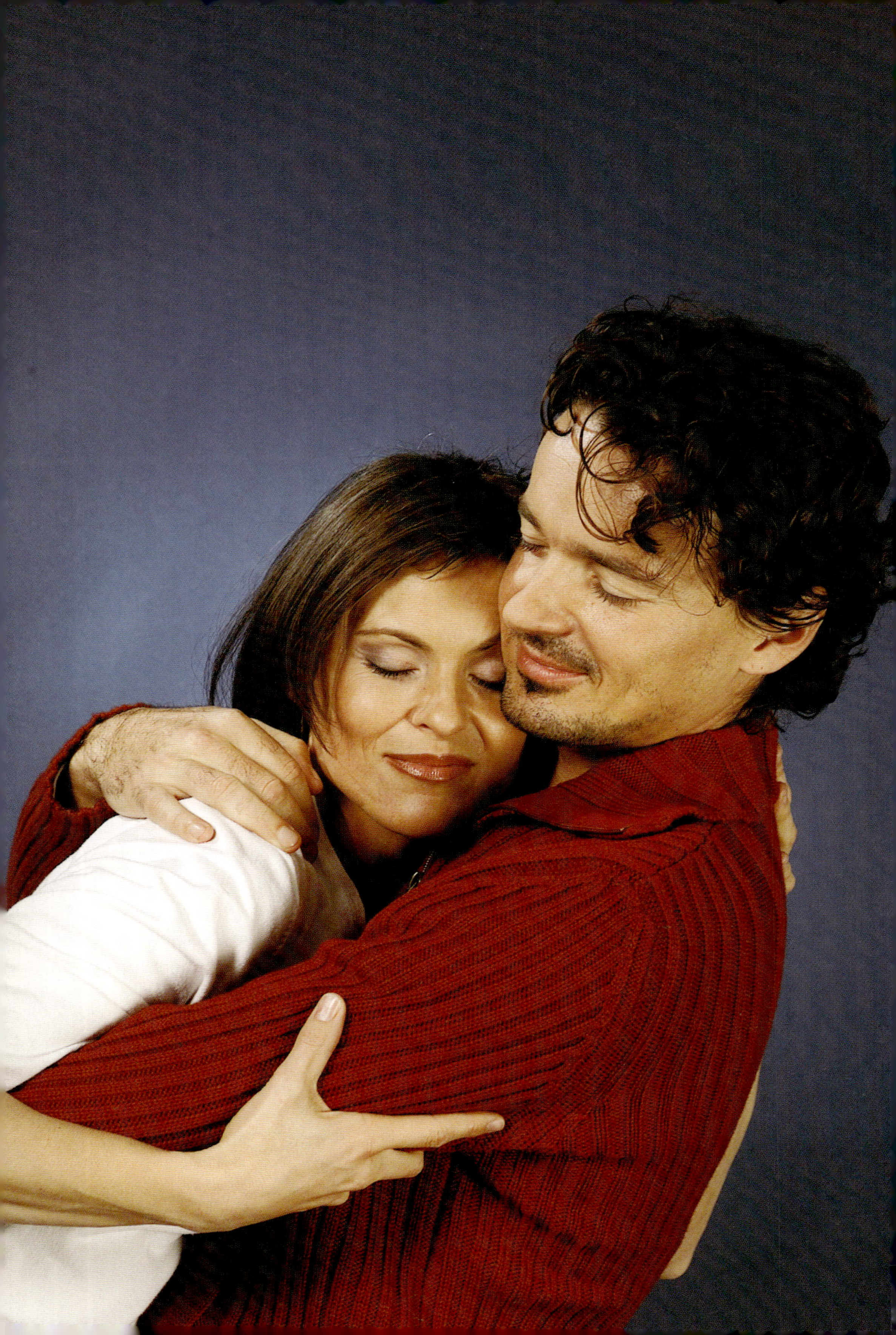

ALLES HÄNGT MIT ALLEM ZUSAMMEN

Körper und Geist wurden Jahrhunderte hindurch getrennt gedacht. Seit einiger Zeit denken wir sie wieder zusammen. Und auch innerhalb des Körpers gibt es mehr Verbindungen, als uns noch vor ein paar Jahren klar war. Einige Beispiele:

Renate

Psychosomatik nennt man den Einfluss, den die Seele auf die körperliche Gesundheit hat. Dass dieser groß ist, wird heute nicht mehr bestritten. Wie kompliziert so eine Verkettung aber sein kann, zeigt Renates Schicksal. Sie verliert ihren Ehemann durch einen Verkehrsunfall, ein schwerer Schicksalsschlag. Renate ist unendlich deprimiert, sie verändert sich ziemlich, lässt den Kopf hängen und geht immer gebeugter. Schon nach kurzer Zeit entwickelt sich dadurch in ihrem Rücken ein muskuläres Ungleichgewicht. Muskeln, die ihre Wirbelsäule stützen sollten, lassen mehr und mehr aus. Dadurch werden ihre Bandscheiben überbelastet und nach Monaten und Jahren schließlich beschädigt. Jede Bewegung tut ihr jetzt weh, also geht sie immer weniger und sitzt immer mehr, wodurch wiederum Renates Darm noch träger wird, als er es schon war. Wer sich nicht mehr bewegt, gewöhnt auch dem Darm die Bewegung ab, und die Verdauung wird schlechter. Zu viel Gärung ist im Darm, die Blutwerte Renates verfallen. Und so wird ihre Gesundheit in wenigen Jahren ruiniert.
Es ist für keinen Arzt leicht, so ein Ursachengeflecht zu erkennen. Das wäre aber die Voraussetzung für eine dauerhafte Heilung. Bei diesem Beispiel liegt die letzte Ursache, nein, nicht in Renates Schicksalsschlag, sondern in ihrer Unfähigkeit, mit dem Unfalltod ihres Mannes fertig zu werden. Oder, um es mit einer Redewendung zu sagen, die unsere kollektive Sprachintelligenz nicht zufällig entwickelt hat: Sie kann seinen Tod nicht verdauen. Dafür wäre eigentlich die Trauer da, nicht Renates Gram, nein, die Trauer: ein tiefes Gefühl, das zum Loslassen führt und dadurch heilen kann. Trauer ist eine Urkraft, die zu mobilisieren jedoch viele von uns nie gelernt haben. Da könnten Renates Helfer ansetzen: ihr bei der Trauerarbeit helfen. Aber wer kann dies? Das muss für uns eine offene Frage bleiben, die in jedem

einzelnen Fall anders zu beantworten ist. Es könnten ihre Eltern sein oder ein Psychotherapeut; früher war es vielleicht ein Priester. Aber das allein wäre zu wenig: Statt sich in sich selbst und in ihrer Wohnung zu verkriechen, muss Renate hinaus an Luft und Licht und sich bewegen; eine Kur, die Wunder wirken kann. Und natürlich muss sie auch ganz besonders auf ihre Ernährung achten: Vor allem darf sie sich nicht durch schwere Kost zusätzlich belasten.
Vielleicht fällt dir auf, dass wir versucht haben, die ‚Rezepte', die Renate helfen könnten, breit aufzufächern: natürlich über ihr Seelenleben, aber auch über ihre Biochemie und ihre Biophysik. Und das ist kein Zufall: Alles hängt eben mit allem zusammen. Was übrigens den Vorteil hat, dass man einen ganz anderen Weg ausprobieren kann, wenn man mit einem alten nicht zum Ziel gekommen ist. Wenn bei Renate der seelische Zugang über die Trauer am Anfang schwierig ist, könnte man sich zuerst auf die Biochemie, aber auch auf die Biophysik konzentrieren. Wenn dort Verbesserungen gelingen, hebt das ihre Stimmung, und sie kann in eine Aufwärtsspirale kommen, bei der bald auch die Seele mitzieht. Alles kann wieder gut werden: Selbst ihre Bandscheiben können wieder regenerieren.

Anna, Heinz und Paul

Alle drei haben Rückenschmerzen, aber aus ganz verschiedenen Gründen: Anna wegen ihrer Biochemie, Heinz wegen seiner Biophysik, und bei Paul ist es seelisch.
Anna leidet an einer Fruchtzuckerunverträglichkeit, ohne dass ihr der Körper das durch besondere Allergieschübe klarmacht, höchstens ein bisschen Bauchweh und Blähungen. Aber sie hat keinen Verdacht gegen ihre geliebten Früchte, die sind ja sooo gesund. Darum kommen auch seit Jahren fast jeden Tag Bananen, Trauben, Äpfel und Birnen auf den Tisch. Ihr Darm wird dadurch immer mehr irritiert, ja geschädigt, sodass er schließlich Nährstoffe, Vitamine und Spurenelemente schlechter aufnehmen kann, auch bei anderen Speisen, bei Annas köstlichen Salaten zum Beispiel. So bekommt Anna langsam, aber sicher im Darm ein Resorptionsproblem. Ihr ganzer Körper wird zunehmend unterversorgt, und das bedeutet, dass auch die Muskeln, die ihre Wirbelsäule stabilisieren sollen, schwach werden. Rückenschmerzen sind die Folge. Und das alles nur, weil sie ihre Biochemie nicht spürt.

Heinz läuft als Vierzehnjähriger über eine Wiese, macht einen Fehltritt, sein Fuß kippt um, und er holt sich ein verstauchtes, blau angelaufenes und natürlich schmerzendes Sprunggelenk. Eine Woche gibt er Ruhe, langsam klingen die Symptome ab, bald kann er wieder laufen. Doch es bleibt ihm ein um Millimeterbruchteile verdrehtes Becken. Der umgekippte Fuß hat sein Becken gewaltsam heruntergerissen, zu neunundneunzig Prozent renkt es sich dann wieder ein, aber ein Prozent bleibt ihm; das muss nicht so sein, aber es kommt vor. Die Wirbelsäule von Heinz und andere Knochen und Muskeln gleichen das am Anfang spielend aus, Heinz merkt gar nichts, also vorerst kein Problem. Doch im Laufe vieler Jahre kommen andere Belastungen und Abnützungen dazu, und schließlich meldet sich der Rücken und sagt ständig leise, aber lästig ‚Au'. Rückenschmerzen, weil die Biophysik sich an einen winzigen Fehltritt erinnert.
Paul widerfährt eine ziemlich verschrobene Erziehung, er ist eine Art ‚Verbotskind'. Das ist ein Kind, das nichts darf und sich daher immer verstellen muss: ducken, Kopf einziehen, Verspannungen der Hals- und Brustwirbelsäule bis hinunter zur Lendenwirbelsäule. Wer so aufwächst, wächst eigentlich nicht ‚auf', sondern ‚gebückt'. Schmerzen sind über kurz oder lang unvermeidlich. So ist es auch bei Paul. Rückenschmerzen aus seelischen Gründen.
Dreimal Rückenschmerzen, jedes Mal aus einem ganz anderen Grund. Wenn Anna, Heinz und Paul dauerhaft geheilt werden sollen, müssen die Ursachen herausgefunden und jeder anders behandelt werden. Eine schwierige Sache: Weder die Ärzte noch die Patienten sind auf so etwas ‚konditioniert'.

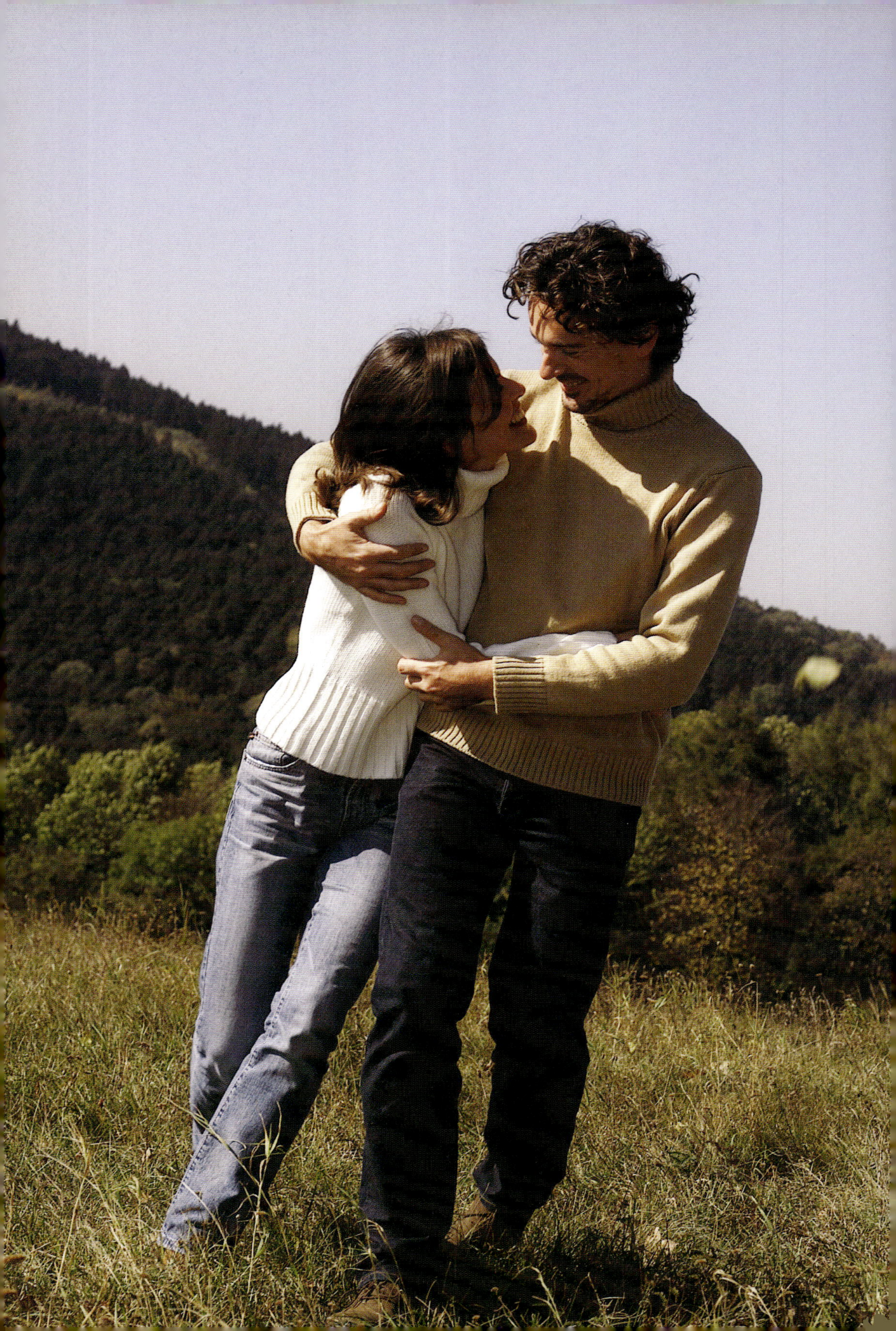

Gesundheit und Wohlbefinden

Diese Unterscheidung ist nicht nur theoretisch wichtig, sondern auch für die Lebenspraxis: Auf der Suche nach der Gesundheit bist du oft auf andere angewiesen, Wohlbefinden kannst du selbst erzeugen und spüren.

Ist das nicht dasselbe?

Nein, aber Gesundheit und Wohlbefinden sind verwandt. Was Gesundheit ist, darüber zerbrechen sich Wissenschaftler sei langem die Köpfe, aber es kommen immer nur papierene Definitionen heraus. Ist es die Abwesenheit von Krankheit? Aber was ist Krankheit? Auch das ist nicht so eindeutig, wie es scheint. Anders das Wohlbefinden: Es hat den großen Vorteil, dass du es spüren kannst. Wohlbefinden ist im Gegensatz zu Gesundheit und Krankheit etwas ganz Subjektives, sagen wir ‚das umfassende Gefühl der natürlichen Balance von Körper, Geist und Seele'. Man könnte auch sagen ein Zustand der inneren und äußeren Harmonie, wenn dieses Wort Harmonie in seiner Bedeutung nicht so überfrachtet wäre. Wir sprechen daher lieber von Balance und haben diesem Buch den Untertitel ‚Dein Körper in Balance' gegeben. Letztlich meinen wir damit aber Körper, Geist und Seele.

Wohlbefinden ist machbar

Aber wie kommen wir zu diesem Gefühl des Wohlbefindens, das uns so gut tut? Ganz einfach: indem wir uns selbst darum bemühen. Wohlbefinden ist nichts, das uns von anderen geschenkt oder verkauft oder gar per Rezept verordnet werden kann, es ist vor allem von uns selbst abhängig. Vielleicht kann dir jemand helfen, das Wohlbefinden an deiner Oberfläche zu steigern, sei es ein Partner, ein Freund oder auch jemand, der dir etwas verkauft, zum Beispiel in einem Wellness-Hotel, wie das jetzt so in Mode ist. Aber das Wohlbefinden tief in dir drinnen, auf das es letztlich ankommt, ist über die Oberfläche nur wenig beeinflussbar. Das kannst du dir nur selbst verschaffen: durch die Art, wie du zum Leben stehst und wie du lebst.

Gesundheit ist ein Geschenk

So eindeutig ist das bei der Gesundheit nicht. Die erste Verantwortung für die Sicherung der Gesundheit liegt schon auch bei dir selbst, und Wohlbefinden ist eine gute Voraussetzung dafür. Es gibt aber auch genetische Bedingungen, die wir nicht beeinflussen können, und es gibt die Außenwelt, das Auf und Ab des Lebens, das wir nur zum Teil in der Hand haben. Daher ist Gesundheit letztlich ein Geschenk. Wenn dir dieses entzogen wird, dann brauchst du natürlich einen Arzt. Es wäre schön, wenn du ihm die Möglichkeit gäbest und er es sich leisten könnte, dir nicht nur eine Spritze zu geben oder ein paar Pillen zu verschreiben, sondern die Ursachen deiner inneren Entgleisung zu finden. Dabei können ihm Vorstellungen helfen, die über die westliche Medizin hinausgehen, östliche Gesundheitsbilder zum Beispiel: Diese setzen weniger bei der Reparatur an, sondern mehr bei der Gesunderhaltung.

In diesem Buch versuchen wir, verschiedene Richtungen zu verbinden: Erfahrungen aus der Schulmedizin und der ärztlichen Praxis von Margarethe und Helmut, dann Gedanken, die im Westen entwickelt, aber von der Schulmedizin noch nicht so recht aufgenommen wurden, und schließlich östliche Weisheiten, vor allem aus dem ayurvedischen Indien, aber auch aus China.

Schenk dir Gesundheit

Wir sagten, du kannst dein Wohlbefinden spüren, aber kaum deine Gesundheit. Das wollen wir nun ein wenig abschwächen: Wenn ein Schmerz vorüber ist, oder wenn du nach einer Untersuchung vom Arzt mitgeteilt bekommst, dass alles in Ordnung ist, dann kommst du deiner Gesundheit auch in deinen Gefühlen durchaus näher. Doch genießt du das leider nicht besonders lang, weil diese Gefühle bald wieder selbstverständlich werden. Es gibt aber meditative Übungen, mit denen du dich diesem Gesundheitsgefühl wieder aktiv nähern kannst. Bedenke aber bitte: Es ist noch kein Meditationsmeister vom Himmel gefallen. Du wirst Geduld, Zeit und Muße brauchen, bis du gut in diese Gefühle hineingleiten kannst.

Nimm dir Zeit, eine gute Viertelstunde, suche dir einen ruhigen und ungestörten Platz. Setz dich bequem auf einen Stuhl, ändere deine Sitzposition jederzeit, wenn sie dir unangenehm wird. Mach nun deine Augen zu, spüre deinen Atem und stell dir vor, dass du Ruhe in dich einatmest, dein Geist und dein Körper sich beruhigen. Versuche, beim langsamen und tiefen Ausatmen ein wachsendes Wohlbefinden in dir zu spüren. Das erreichst du am besten, wenn du dich ganz auf das ‚Jetzt' besinnst, nur noch in diesem ‚Jetzt' existierst, den Augenblick von innen heraus fühlst und genießt und das Morgen und Gestern vergisst. Wenn doch Gedanken kommen, dann lass sie einfach vorbeiziehen, bleib nicht an einzelnen hängen. Bleib absichtslos und erwarte nichts Tolles. Das bewusste Atmen verlangsamt deine Gedanken und du kannst dich allmählich gut entspannen, dein Geist kann sich erholen. Nach einer guten Viertelstunde atme ein paar Mal tief durch und öffne jetzt langsam die Augen, strecke deine Arme und Beine von dir, und du fühlst dich wieder geistig rege und gleichzeitig beruhigt.

Du kannst diese Meditation auch abends im Bett machen, wenn dein Geist noch nicht zur Ruhe gekommen ist, aber dein Körper schon Schlaf bräuchte. Oder abgeändert, wenn du am Bahnhof auf den Zug wartest. Oder wenn du irgendwo auf deinen sich wieder einmal verspätenden Partner wartest; dieser ist dann womöglich ganz überrascht, warum du trotz seiner Verspätung gut drauf bist.

Nun geht es bei dieser meditativen Übung nicht nur um den Versuch, die Gesundheit doch irgendwie fühlen zu können, sondern vielleicht noch mehr um deren Stärkung. Es geht um das geheimnisvolle Zusammenbrauen einer inneren Medizin, eine ganzheitliche Aktion von Körper, Geist und Seele. Wenn dir das Wort Medizin zu stofflich ist, dann denke an Energie oder einfach an das Sammeln von Lebenskraft. Begnüge dich daher auch nicht damit, dich nur daran zu erfreuen, dass dir jetzt gerade nichts fehlt, sondern fühle richtig, wie deine Gesundheitskräfte wachsen. Fühle und fülle so deine Speicher, erhöhe so deine Widerstandskraft und leg dir einen richtigen Gesundheitsvorrat zu. Das stärkt dich. Wenn es dir gefällt und du es regelmäßig machst, wirst du immer geübter, und dieses Kraft-Schöpfen wird immer besser funktionieren.

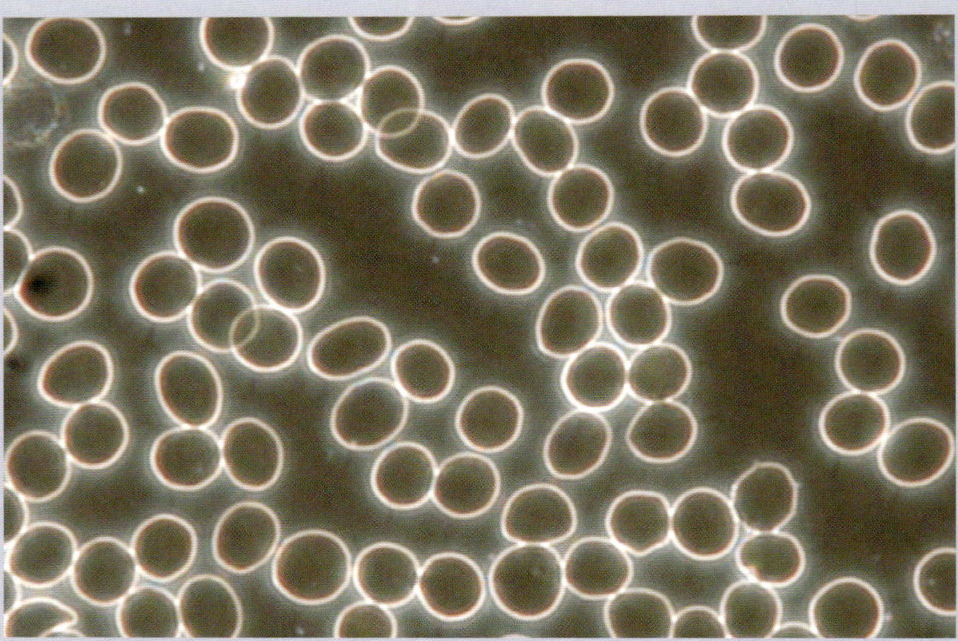

Ein Mensch in Balance

EXTRA: EIN FRÜHWARNSYSTEM

Unter dem Mikroskop sehen sie aus wie Bauernkrapfen, rund, eine Delle in der Mitte, außen dicker als in der Mitte: unsere roten Blutkörperchen. Unermüdlich kreisen sie durch unsere Blutbahnen, bis hinaus in die letzten feinen Äderchen, wo sie ihre Fracht an die Zellen abliefern: Sauerstoff. Eine ganze Armada schwimmt in uns: 25 Milliarden, fast zwei Kilo wiegen sie zusammen. Und vor lauter Schwerarbeit lebt jedes nur an die vier Monate, dann wird es abgelöst. Zusammengerechnet ist ihre Ladefläche für den Sauerstoff geradezu riesig: so groß wie zehn Tennisplätze. Damit du ja genug Sauerstoff bekommst.

Auch wenn dir nichts weh tut, kann ein Arzt, wenn er deine roten Blutkörperchen unter dem Mikroskop anschaut, Rückschlüsse auf deine gesundheitlichen Aussichten ziehen: ein tolles Frühwarnsystem, das leider viel zu selten angewandt wird. Manche komplementärmedizinisch arbeitenden Ärzte bieten den Test an. Er ist vor allem interessant, wenn herkömmliche Untersuchungen zu wenig Information liefern. In der Medizin wird er mit dem Wortmonstrum ‚Dunkelfeldblutdiagnostik' bezeichnet. Aber merk dir einfach ‚Lebendblutbild'. Eingeführt hat das vor fast hundert Jahren in Deutschland ein Mann namens Professor Enderlein.

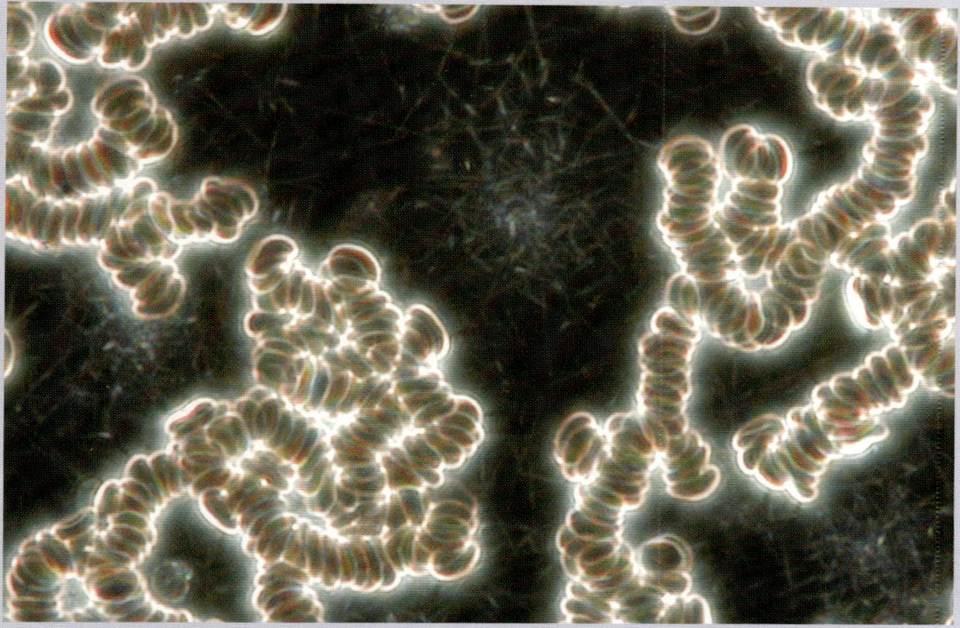

Leider häufig: Nicht in Balance – ein Mensch mit chronischen Gelenks- und Muskelschmerzen. Das herkömmliche Blutbild und Röntgenbilder sind unauffällig; das Lebendblutbild warnt.

Ein Tröpfchen Blut unter dem Spezialmikroskop, das genügt. Man kann sehen, ob die roten Blutkörperchen schön rund und gesund sind. Oder ob sie unansehnliche Formen haben, gar an den Rändern ‚angefressen' sind, sich ängstlich in Ketten zusammenrotten und draußen bald tot sind; dann könnte etwas in dir stecken.

Während das Lebendblutbild die Qualität deiner Blutzellen zeigt, werden beim konventionellen Blutbild Quantitäten gemessen, also die Zahl der Blutkörperchen, die Blutfettwerte und vieles andere. Wenn dabei etwas nicht stimmt, ist das oft ein Hinweis auf eine Krankheit, die unmittelbar droht oder schon ausgebrochen ist. Die Lebendblutuntersuchung setzt früher an. Wenn ihr Bild nicht stimmt, musst du noch nicht krank sein. Vielleicht ist erst dein Immunsystem überbeansprucht, irgendetwas an deiner inneren Balance gestört: Die Ampel steht noch auf Gelb, und je nachdem, wie du dich weiter verhältst, kann sie irgendwann auf Rot springen oder wieder zurück auf Grün. Das Gute an diesem Frühwarnsystem ist: Wenn du jetzt gegensteuerst, kannst du schnelle Erfolge einheimsen. Oft schon in Tagen, jedenfalls aber in wenigen Wochen. Und du kannst vielleicht etwas Bedrohliches abfangen.

Mund und Nase:

deine Biochemie

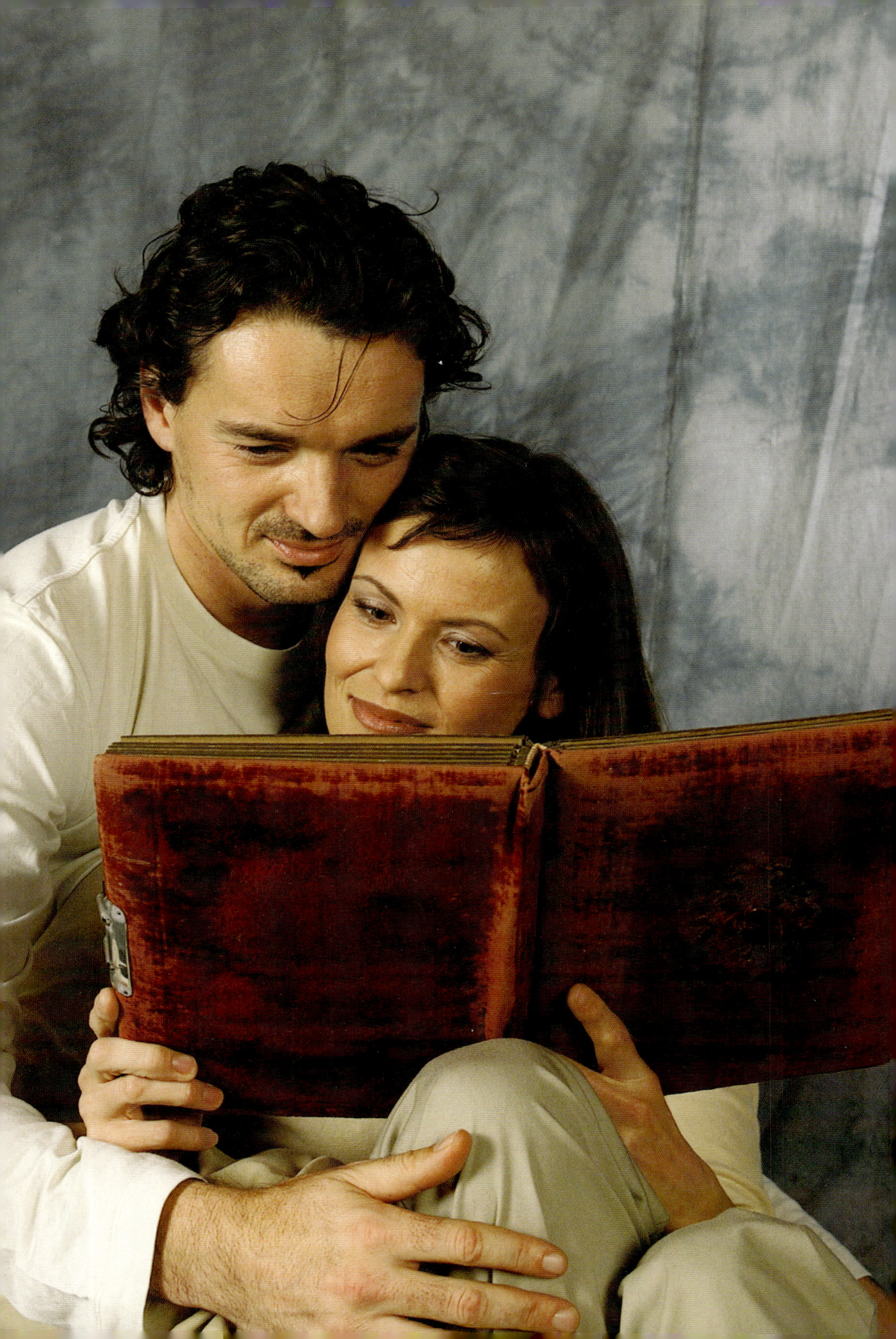

Schon der alte Goethe war sauer

Überall in unserem Körper plätschern Säuren und Basen. Für Gesundheit und Wohlbefinden müssen beide genau aufeinander abgestimmt sein. Leider sind wir wegen unseres Wohlstandes meistens übersäuert.

„Tages Arbeit, abends Gäste! Saure Wochen, frohe Feste!"

Heute müsste „Johann Wolfgang von ..." die zweite Zeile wohl andersherum schreiben: „Frohe Wochen, saure Feste." Warum? Weil unser festlicher und angenehmer Wohlstand eine Kehrseite hat: Er tendiert dazu, uns sauer zu machen, unseren Körper anzusäuern. Halt! Eigentlich ist es gar nicht der Wohlstand an sich, sondern die Art und Weise, wie wir diesen genießen: zu viel Fleisch und Zucker, zu wenig Bewegung und meistens Stress. Vor zweihundert Jahren, also zu Goethes Zeiten, plagten die Menschen alle möglichen Krankheiten. Aber übersäuerte Körper hatten die meisten nicht, und zwar aus einem ganz einfachen Grund: weil sie arm waren. Nur der Geheimrat Goethe lebte schon damals im Wohlstand, und ab seiner Lebensmitte plagten ihn prompt auch die Beschwerden der Reichen: Gicht, Magen-Darm-Probleme, Nierensteine, Rheuma, Arthrose; alles typische Folgen einer ständigen Übersäuerung.

Säuren und Basen

Das sind einander entgegengesetzte chemische Verbindungen, die in unserem Körper eine zentrale Rolle spielen. Wir brauchen beide in vorgegebenen Mischverhältnissen, die für jedes Organ anders sind. Wenn eine Verbindung überhand nimmt, kann das vor allem von der Lunge oder den Nieren wieder ausgeglichen werden. Und wenn das wegen zu großer Ungleichgewichte nicht gelingt, wenn wir also aus der Balance rutschen, fühlen wir uns zuerst einmal nicht wohl. Unsere Energie lässt nach, unsere Spannkraft, unser Wohlbefinden. Wenn das zum Dauerzustand wird, treten direktere Beschwerden und schließlich Krankheiten auf; manche sind die unmittelbare Folge dieses Ungleichgewichts, andere werden durch dieses gefördert.

„Ich fühl' mich ausgelaugt"

Wieder die Naturintelligenz unserer Sprache: Lauge ist nur ein anderes Wort für Base. Wer sich also ‚ausgelaugt' fühlt, hat ein Basendefizit und daher einen Säureüberschuss. Zwar heißt Leben ‚Säure bilden', und der menschliche Körper ist so gebaut, dass er damit auch gut fertig werden kann, doch unser heutiges Leben und vor allem unsere modernen Essgewohnheiten überfordern ihn oft und lassen bei vielen Menschen die Säure-Basen-Balance in Richtung Säure entgleisen.

Nicht Sauerkraut & Co

Spätestens jetzt müssen wir aber ein mögliches Missverständnis aufklären: Es geht nicht um Sauerkraut, saures Obst oder köstliches Sauerteigbrot; also nicht um Speisen, die sauer schmecken, weil sie organische Säuren enthalten. Es geht vielmehr darum, dass in den meisten von unseren Wohlstandskörpern anorganische Säuren überhand genommen haben. Sauerkraut & Co sind unschuldig. Ganz im Gegenteil: Seltsamerweise unterstützen sie in uns die andere Seite, die vom Luxusleben geschwächte, die basische Seite also.
Die Störenfriede sind vor allem jene Lebensmittel, die anorganische Säuren enthalten oder diese bei der Verdauung entstehen lassen. Gemeint ist alles, was Zucker, Stärke und Eiweiß enthält, also vor allem Süßigkeiten, Teigwaren und Fleisch, aber auch Käse. Ebenso Limonaden, Alkohol und Kaffee.

Fürchte dich nicht!

Oh je, das sind ja alles jene Köstlichkeiten, die uns so lieb geworden sind! Sieht fast so aus, aber nur auf den ersten Blick. Und bevor wir weiter darauf eingehen, wollen wir dir sagen: Fürchte dich nicht, hab keine Angst. Du brauchst jetzt nicht für den Rest deines Lebens irgendeine Diät mümmeln, es geht nur um ein paar vernünftige Korrekturen: Etwas weniger von den aufgezählten Säurespendern essen und etwas mehr von den Basenspendern, auf die wir gleich im nächsten Kapitel, wenn wir zu Gast bei Fred Feuerstein sind, näher eingehen werden.

Nur kleine Änderungen

Isst du gern und oft Fleisch? Das trifft sich gut, weil es ein schönes Beispiel dafür ist, wie du durch kleine Korrekturen viel erreichen kannst: Iss einfach etwas weniger Fleisch und stattdessen etwas mehr Fisch. Ja, wir wissen, Fisch enthält auch viel Eiweiß, da hast du Recht, aber er hat viele andere Vorteile, und die sind halt auch was wert: Zum Beispiel enthält Fisch Omega-3-Fette; darauf kommen wir noch zu sprechen. Sorry, eine halbwegs vernünftige Ernährung ist leider eine ziemlich widersprüchliche Angelegenheit. Und es ist im Grunde so wie bei den Medikamenten: Es gibt nichts ohne ungewollte Nebenwirkungen. Damit müssen wir auch beim Essen leben. Bei einer guten Ernährungsbalance ist das kein Problem.

Und nicht nur auf dem Speisezettel

Es gibt noch andere Verhaltensweisen, die unsere Säuren abbauen. Zum Beispiel Regelmäßigkeit beim Essen und gutes Kauen – das verbessert deine Verdauung. Schlechte Verdauung säuert nämlich zusätzlich an, und zwar unabhängig von dem, was auf dem Teller liegt. Und vielleicht bewegst du dich etwas mehr. Das ist ebenso ein Wundermittel wie ausreichend Wasser trinken: Beides hilft dem Körper, den Säuremüll abzutransportieren. Ja, und wenn wir schon beim Wünschen sind: Ein bisschen weniger Stress schadet auch nicht; dieser säuert nämlich auch an. Warum das? Hat auch Stress etwas mit dem Stoffwechsel zu tun? Er hat: Wenn du viel Stress hast, intensiviert sich deine Biochemie, und so erzeugst du mehr Säure. Bei einem ausgeglichenen Leben kann dein Körper nach jeder Mahlzeit die Säuren, die zwangsläufig entstehen, leichter beseitigen. Auf viele Details, die wir gerade in diesem Absatz nur andeuten, kommen wir weiter unten immer wieder zurück, auch in den anderen Hauptabschnitten: weil eben alles mit allem zusammenhängt.

Bauchwissen

Noch einmal die naturintelligente Sprache: „Säuerlich lächelnd kann er gerade noch verbergen, wie sauer er wirklich ist. Kein Wunder: So hat ihm noch keiner Saures gegeben." Ja, ja, es ist uns schon klar: eine ziemlich bemühte Wortspielerei. Wir wollen damit wieder zeigen, wie sehr in unserer Sprache altes Bauchwissen steckt. Bauchwissen im doppelten Sinn: Wissen im Bauch und über den Bauch. Es war den Menschen auch früher klar, welche Folgen der Wohlstand haben kann: Gicht zum Beispiel. Sie entsteht, wenn der Körper mit der Harnsäure nicht mehr fertig wird, worauf sich diese in den Gelenken ablagert. Eine Art ‚kleine Gicht' ist der so genannte Tennis-Ellbogen. Er hat mit Tennis oft nicht viel zu tun, sondern mit Sehnenentzündungen im Ellbogen wegen ständiger Übersäuerung. Oder das Sodbrennen natürlich, wenn der an sich notwendige Säurehaushalt des Magens entgleist.

Anti-Aging

Ständige Übersäuerung ist wie eine schiefe Ebene abwärts Richtung vorzeitiges Altern. Wenn der Körper mit dem Säureabbau nicht mehr nachkommt, lagert er den Säuremüll bevorzugt im Bindegewebe und in den Knochen ab. Irgendwo muss er das Zeug ja verstauen. Und wenn diese Puffer gefüllt sind, bleibt der Säureüberschuss mehr und mehr auch in unmittelbar lebenswichtigen Organen. Das macht krank und alt.
Es gilt aber auch der Umkehrschluss: Wenn du auf deine Säure-Basen-Balance einigermaßen achtest, alterst du langsamer. Und dein Körper will das ja. Er hilft dir, indem er in jeder Lebenssekunde alles unternimmt, um Säuren und Basen in der ihm zuträglichen Balance zu halten. In jeder Muskelzelle entsteht Kohlensäure, wenn aus Zucker Energie gewonnen wird, um dich zu wärmen oder damit du dich bewegen kannst. Eigentlich kein Problem: Du scheidest die Kohlensäure bei jedem Atemzug aus. Und beim Pinkeln. Dein Freund Körper regelt das für dich. Aber du kannst ihn dabei unterstützen oder ihm Steine in den Weg legen. Im ersten Fall wird er es dir mit Wohlbefinden danken; im zweiten wird er weiter für dich rackern, aber du wirst seine Klagen zu spüren bekommen.

Sabine

Helmut: „Sabine ist eine deutsche Spitzenmarathonläuferin, selbst Ärztin, sie konsultiert mich manchmal. Eines Tages ruft sie mich ziemlich verzweifelt an. Sie trainiert gerade für den Marathon in Hamburg, hat aber furchtbare Schmerzen im Becken, sodass sie nicht mehr laufen kann. Ich werfe mich ins Auto, fahre zu ihr und untersuche sie. Meine Diagnose: Sabine hat eine Beckenfraktur, ihr Becken war der ständigen harten Trainingsbelastung nicht gewachsen und ist praktisch auseinander gebrochen. Osteoporose!"
„Das gibt's nicht, mit dreiunddreißig", zweifelt Sabine in dem Gespräch. „Gut, ich nehme zwar die Kalziumtabletten nicht, weil sie mein Magen nicht verträgt, aber ich kompensiere das mit sehr vielen Milchprodukten."

Ja, das ist ein klassischer Zugang, Milch gegen Osteoporose, weil Milch Kalzium liefert. Mag sein. Dennoch zweifelt Helmut, ob das sinnvoll ist. Er schaut sich Sabines Trainingsleben genauer an. Ihre Ernährung ist zwar vegetarisch, aber mit sehr viel Nudeln für die Kraft und mit Milchprodukten für die Knochen; und ihr Ehrgeiz gönnt ihr nur wenig Regeneration zwischen den Läufen. Es wird immer klarer, wo das Problem liegen muss: Sabine ist total übersäuert, viel zu viele Nudeln, viel zu viele denaturierte Milchprodukte und viel zu viel Trainingsstress; alles Säure bildend. Ihre Knochen müssen voll Säureabfall sein, mit dem ihr Körper nicht mehr fertig wird, das kostet Knochenkalzium und schließlich Stabilität, und dann passiert es eben.

Helmut: „Sabine und ich führen richtige Streitgespräche miteinander. Sie habe doch eigentlich alles richtig gemacht, meint sie, und erst allmählich kann sie meine Vorschläge annehmen: weniger Milchprodukte und weniger Pasta, mehr Kartoffeln und Gemüse; weniger Trainingsstress und mehr Regenerationszeiten. Nach ein paar Monaten ist Sabine beschwerdefrei."

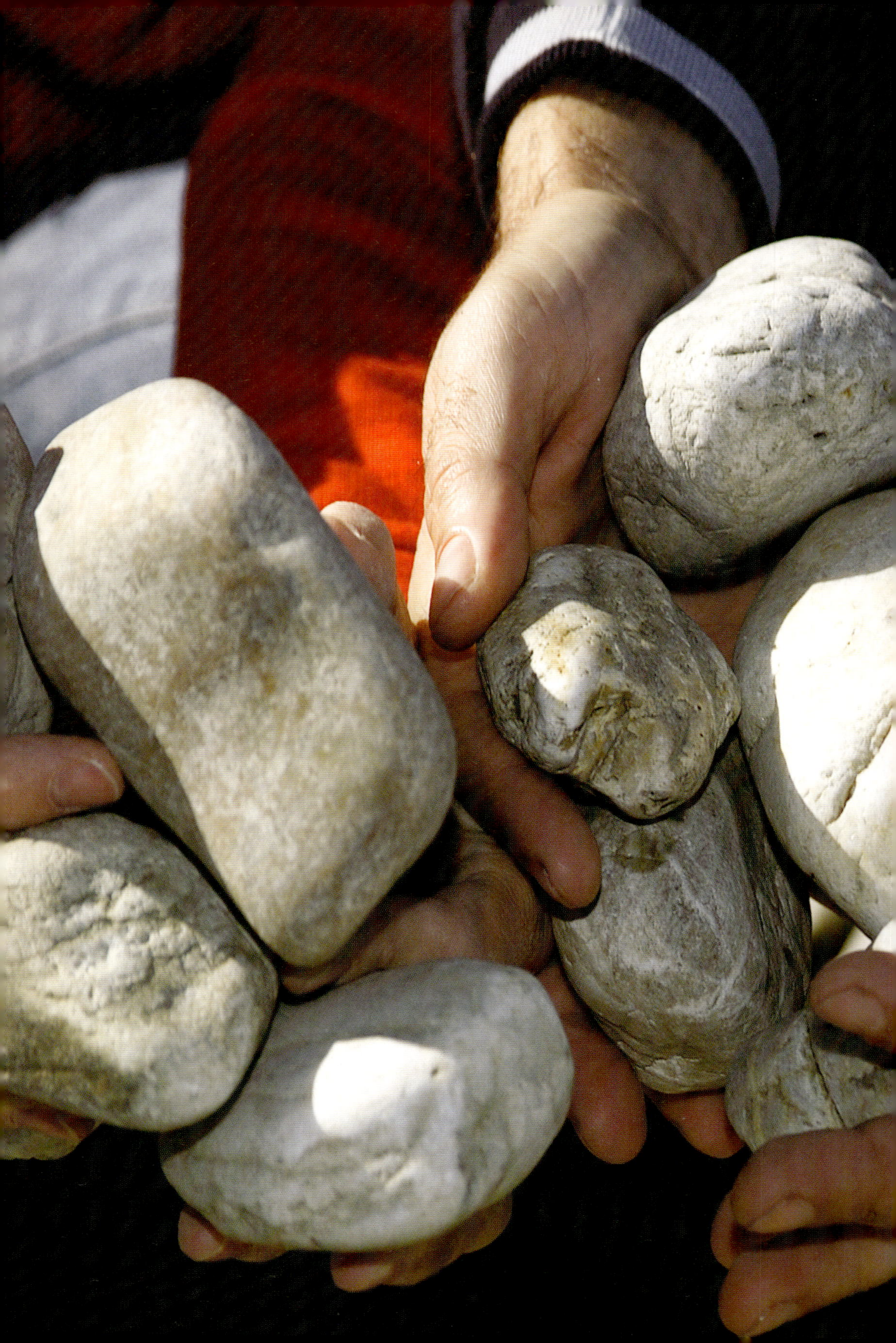

Zu Gast bei Fred Feuerstein

Wir Menschen haben hunderttausend Jahre in der Steinzeit gelebt, eine lange Zeit, in der sich unsere Biochemie auf ganz bestimmte Speisen eingestellt hat. Heute essen wir ‚modern', doch unsere Biochemie ist immer noch steinzeitlich.

‚Allesfresser' mit Schlagseite

Fred Feuerstein, unser Steinzeittyp. Wovon hat er sich ernährt? Wenn du an unsere steinzeitlichen Vorfahren denkst, die Jäger und Sammler waren, kommst du ganz von selbst drauf. Fred Feuerstein war sicher ein ‚Allesfresser', aber wahrscheinlich einer mit pflanzlicher Schlagseite. Fleisch war nicht jeden Tag in seinem Topf. Die Steinzeitforscher sind sich nicht einig, ob er Fleisch mehrmals in der Woche auf dem Spieß hatte oder seltener. Jedenfalls konnte er nicht einfach in den Supermarkt mit einer gut gefüllten und gekühlten Fleischtheke einkaufen gehen. Nein, wenn er Fleisch wollte, musste er einen Hasen oder gar ein Wildschwein erlegen, was mit der Steinzeittechnik wohl nicht leicht war, und er musste die verderbliche Beute in verhältnismäßig kurzer Zeit vertilgen. Übrigens: Das war vor allem Wildfleisch, und das soll für die Biochemie auch heute noch wesentlich bekömmlicher sein als das Fleisch unserer ‚industriell' gehaltenen Nutztiere. Als sicher gilt: Im Fische-Fangen war Fred geübt, aber vor allem sammelte er Wildfrüchte, Beeren, Wurzeln, Pilze, Samen, Nüsse und wildes Blattgemüse. All das zusammen ist jenes Menü, das unseren Körper nicht ansäuert. Ganz im Gegenteil: Wenn sie nicht industriell zugrunde gerichtet wurden, führen die meisten vegetarischen Speisen uns auch noch Basen zu. Diese helfen unserem Körper beim Neutralisieren der Säuren.
Wir wollen dich nun nicht mit Listen von Lebensmitteln womöglich samt Punktewertungen und so weiter zudecken. So wird Essen nur zum Stress. Es geht ja darum, ein inneres Gefühl fürs Essen zu entwickeln. Die folgenden Absätze sollen dich dabei unterstützen.

Das Fred-Feuerstein-Menü

Das sind gute Basenspender: Gemüse, Kartoffeln, ungeschälter Reis, Linsen, Obst, Südfrüchte, Beeren, Pilze, Nüsse, Gewürzkräuter, Sauerkraut; außerdem nicht denaturierte Milch, Sahne, Buttermilch, Jogurt, Kefir und Ähnliches; und schließlich Butter, pflanzliche Aufstriche, kalt gepresste Öle, wie zum Beispiel Oliven-, Kürbis- oder Distelöl. Nicht zu vergessen Wasser ohne Kohlensäure.
Weniger günstig sind: Zucker, Süßigkeiten und Limonaden; dann Lebensmittel, deren Basis ausgemahlenes Mehl ist, vor allem Weißbrot, Semmeln, Nudeln und Ähnliches; Kaffee und Alkoholika; schließlich Fleisch und Käse. Es hat aber keinen Sinn, ängstlich oder gar neurotisch jedes Gramm dieser ansäuernden Speisen zu vermeiden. Die Marmelade beim Frühstück oder auch der Honig wirken zwar sauer, aber du nimmst davon so geringe Mengen zu dir, dass du es vergessen kannst. Wie auch beim Fleisch, geht es nicht darum, überhaupt keine ansäuernden Speisen mehr zu essen, sondern sie auf ein bekömmliches Maß zu reduzieren.

Fred entdeckt das Feuer

Wir wissen nicht, wann das war, aber es muss schon sehr lange her sein. Manche Forscher sagen eine Million Jahre. Fred hat sich wohl im Winter am Feuer gewärmt, er hat aber ebenso gelernt, dass er viel abwechslungsreicher essen kann, wenn er seine Lebensmittel kocht, gart, brät oder backt. Dadurch erweiterte er seinen Verdauungsapparat. Kochen ist nämlich genau betrachtet nichts anderes als ein erster Verdauungsdurchgang, also ein teilweises Verlagern unserer Biochemie nach außen. Weil sie sozusagen in zwei Durchgängen verdaut werden, sind manche Lebensmittel überhaupt erst genießbar, weil sie roh giftig wären, zum Beispiel Kartoffeln. Andere werden so erst verdaulich, etwa Bohnen.
Heutzutage ist es üblich, sich vor Vitaminmangel zu fürchten und davor, dass in der Küche Vitamine ‚tot gekocht' würden. Das ist Unsinn: einmal, weil wir heute Gemüse im Allgemeinen viel weniger lang kochen als früher, und zum anderen, weil die Menschen in den Wohlstandsgesellschaften Gemüse im Gegensatz zu früher das ganze Jahr über essen. Wir haben noch nie so viele Vitamine zu uns genommen wie jetzt. Angesichts dessen wird die Bedeutung der Vitamine im allgemeinen Bewusstsein etwas überschätzt.

Fred war kein Rohkost-Apostel

Fred wird wohl auch Rohkost gegessen haben, vielleicht am Morgen oder als ersten Gang seiner Hauptmahlzeit irgendwann am Tag, eher nicht am Abend. Und ganz sicher auch nicht so viel und so ausschließlich, wie dies heute manch gläubige Rohköstler ihrem Darm zumuten. Rohkost ist nämlich schwer verdaulich, Obst noch mehr als Gemüse. Aber warum halten dann Tiere, die reine Pflanzenfresser sind, das ständige Rohkostessen aus? Ganz einfach: Sie alle haben einen viel längeren Darm als wir, und manche müssen sogar zweimal kauen, wie die Kühe. Reine Fleischfresser haben einen kürzeren Darm. Wir liegen irgendwo dazwischen, wir Allesfresser mit vegetarischer Schlagseite und mit einer teilweise in den Kochtopf ausgelagerten Verdauung. Letzteres macht übrigens kein Tier. Für den Menschen war und ist das sicher ein großer Evolutionsvorteil. Ohne diese Auslagerung müssten wir entweder mehr Fleisch essen oder mehr Rohkost, beides bekommt uns aber nicht. Fleisch säuert uns an; und Rohkost macht dem Darm zwar Beine, was in Maßen durchaus erwünscht ist, zu viel des ‚Guten' überfordert aber unsere Verdauung. Viel Rohkost heißt nämlich, dass wir viele unverdauliche Stoffe aufnehmen; diese gären dann im Darm, erzeugen alkoholische Fusel, Durchfall und Blähungen. Und auf lange Sicht schädigen sie die Darmschleimhaut und das dort angesiedelte Immunsystem.

Fred war kein Vollkorn-Apostel

Wir sagten schon, Fred war ein ‚Allesfresser'. Vielleicht idealisieren wir ihn, aber lass uns annehmen, er hat noch ganz natürlich von klein auf gelernt, was ihm gut tut. Und er hat vor allem keine einseitigen Bücher oder Magazine gelesen, die ihm ein paar Halbwahrheiten als allein selig machende Wundermittel angepriesen haben, worauf er dann beschlossen hätte, ab sofort nur noch Rohkost und Vollkorn zu essen. Auch Vollkorn ist nämlich zuerst einmal schwer verdaulich, je gröber es daherkommt, desto mehr. Das belastet auf die Dauer. Zweitens ist Vollkorn nicht Vollkorn. Es kommt nämlich auch auf den Bäcker an. Viele produzieren Vollkornbrot heute mit schnell arbeitenden Treibmitteln, einer Mixtur aus Chemie, statt natursauer, also mit den natürlichen Kleinstlebewesen, die früher beim Brotbacken selbstverständlich waren. Dieses unnatürliche ‚kunstsaure' Brot schmeckt für deinen Gaumen ganz normal, aber für deine Biochemie ist es etwas anderes, diese lässt sich nicht belügen. Das

Problem gibt es nicht nur bei Vollkorn, sondern bei allen Broten. Da hilft nur eines: den Bäcker fragen, wie er backt.
Und drittens ist Vollkorn nicht Vollkorn, weil es verschiedene Getreide gibt. Seit alters her ist bekannt, dass sich Weizen schlecht für Vollkorn eignet, andere Getreidearten wie Roggen oder Dinkel besser. Man nimmt an, dass in der Schale des Weizenkorns Stoffe sind, die sich im Darm gegen das ‚Gefressenwerden' wehren, weshalb Vollkornweizen schlechter verdaut wird. Das heißt: Die Verdauungsenzyme wirken nicht mehr so richtig, dadurch rutscht ein Teil der Weizenstärke schlecht verdaut durch den Darm und wird an dessen Ende zu Fuselalkoholen abgebaut. Vollkornroggen ist darmfreundlicher, vor allem wenn er mit natürlichem Sauerteig verarbeitet wird; siehe oben. Es kann also durchaus sein, dass Fred hausgemachtes Vollkornroggenbrot gegessen hat und zur Abwechslung manchmal weißes Weizenbrot. Sein Müsli hat er aus Hafer gemacht, deshalb wird uns in alten Märchen auch vom Haferbrei erzählt; und aus Gerste hat er wohl so etwas wie Bier gebraut.

Fred aß noch Wildgetreide

Er sammelte Getreide wie Beeren und Wildfrüchte. Richtigen Getreideanbau gibt es erst seit ein paar tausend Jahren. Und wir haben daher die begründete Vermutung, dass Weizen zu Freds Zeiten etwas anderes war als das heute weltweit verbreitete und hochgezüchtete Getreide. Gegen diesen heutigen Weizen haben wir einen gewissen Vorbehalt, weil man ihm nachsagt, er sei ein Allergietreiber. Wir essen ja sehr viele Lebensmittel aus Weizen, oft täglich mehrmals, nicht nur Brot. Bei Menschen, die für Allergene empfindlich sind, und das trifft leider auf immer mehr zu, kann das auf die Dauer zu Befindlichkeitsstörungen oder gar zu Erkrankungen führen. Vor allem auch, weil wir daneben immer mehr anderen Allergietreibern ausgesetzt sind. Ohne dass wir es merken, führt die Immunpolizei unseres Körpers permanent einen Abwehrkampf gegen uns bedrohende Fremdstoffe. Doch diese Polizei wird heute oft überfordert, weil uns das moderne Leben, die heutige Ernährungsweise und die Umweltverschmutzung viele neue Allergene beschert haben. Diese kennen wir oft gar nicht, und wir können sie daher im Gegensatz zu uns bekannten Allergietreibern, wie das für manche Menschen der Weizen sein kann, auch kaum vermeiden. Wer Weizen nicht so gut verträgt, dem bieten sich ja viele andere Lebensmittel an: Dinkel, Roggen, Kartoffeln, Reis, Linsen und andere Hülsenfrüchte; Letztere aber gut kochen, sonst kann es Blähungen setzen.

Fred trank wenig Milch

Das ist jedenfalls wahrscheinlich. Wie beim Getreide haben unsere Vorfahren auch erst sehr spät begonnen, Milchkühe zu halten, schon eher ein paar Ziegen. Daher konnte sich der menschliche Körper entwicklungsgeschichtlich erst spät an Kuhmilch gewöhnen. Vielleicht erst vor ein paar tausend Jahren, was verglichen mit der kuhlosen Zeit davor sehr kurz ist. Daher haben auch die meisten ‚nicht-weißen' Menschen bis heute große Schwierigkeiten, Milch zu verdauen: Es fehlt ihnen ein bestimmtes Enzym. Trinken sie Milch, gelangt diese unverdaut in den Dickdarm und beginnt dort zu gären. Die Folge: Durchfall und Gase.

Gut, im Gegensatz zur Rohkost und zum Vollkorn scheint die Zeit vorbei zu sein, in der das Kuhmilchtrinken – wir betonen: das ‚Trinken' – kritiklos als das Nonplusultra einer gesunden Ernährung angepriesen wurde. Die Ernährungsexperten sind sich heute einig: Milch soll man nicht einfach so trinken, aber man kann sie ‚essen'. Gemeint ist: in kleinen Mengen und mit Einspeicheln, denn leicht verdaulich ist Kuhmilch auch für uns ‚Weiße' nicht. Kuhmilch tendiert außerdem dazu, den Darm zu verschleimen, wodurch dieser wertvolle Nährstoffe schlechter an den Körper weitergeben kann. Das hängt mit den großen Einzelteilchen der Kuhmilch zusammen. Diese ist so zusammengesetzt, dass aus dem Kalb in kürzester Zeit ein großes Rind wird. Auf so etwas ist unsere Verdauung nicht eingestellt. Zum Glück gibt es Milch von Schaf und Ziege: Viele Menschen vertragen diese besser.

Und wie beim Weizen fällt auch bei der Kuhmilch ein Immunitätsproblem auf: immer mehr Menschen laborieren an Laktose-Intoleranz, sie vertragen den Milchzucker nicht. Das äußert sich oft über die Haut. Möglicherweise hängt dies damit zusammen, dass heutzutage unsere Milch und alles, was daraus zusammengerührt wird, alle möglichen Bearbeitungen durchlaufen, bevor wir die Fertigprodukte auf den Tisch bekommen.

Fred kannte Heißhunger

Ja klar doch, das hat doch jeder manchmal, auch damals schon. Der Steinzeitmensch Fred hatte vielleicht sogar mehr Heißhungerattacken auszuhalten als unsereins, weil er genetisch näher am Urmenschen war. Dieser hatte es mit der Sicherung seiner Ernährung nicht leicht, und er musste immer wieder Zeiten durchleben, in denen Schmalhans regierte. Die innere Körperintelligenz des Menschen hat darauf reagiert: Sie wurde so programmiert, dass unser Körper ganz wild darauf ist, in Überflusszeiten Fettdepots anzulegen, um für die Hungerzeiten gewappnet zu sein. Anfallsartiger Heißhunger ist daher keine Charakterschwäche, wie viele schuldbewusst meinen, sondern im Gegenteil menschheitsgeschichtlich ein sehr gescheiter ‚Charakterzug', jedenfalls wenn sich magere und fette Jahre abwechseln, und das war meistens so. Aber zugegeben, gegenwärtig sind Heißhungerattacken eher ein lästiges Erbe in unserer inneren ‚Software', weil wir seit ein paar Jahrzehnten nur noch fette Zeiten erleben und statt mit dem Hunger mit der Linie zu kämpfen haben. Gelegentlicher Heißhunger: ein Gruß unserer urmenschlichen Vorfahren.

Fred war kein dicklicher McFred

Dicklich stellen ihn die Fernsehleute Hollywoods dar, weil Fred dadurch gemütlicher wirkt. Wenn er aber so gegessen hat, wie wir uns das vorstellen, dann kann er nur schlank gewesen sein. Das zeigt uns auch Ötzi, ein steinzeitlicher Kollege Freds, der vor über zehn Jahren zum Erstaunen der Welt aus dem Ötztaler Gletscher herausgeapert ist: Ötzi war schlank. Weil er auf seinem anstrengenden Marsch über den Alpenhauptkamm besonders viel Energie brauchte, stärkte er sich mit Hirschfleisch und allerlei Pflanzlichem. Winzige Reste davon fand man in seinem Dünndarm. Entgegen allem Diätenunsinn unserer Tage wissen wir: Wer schlank sein will, braucht keine Kalorien zu zählen, er muss sich nur richtig ernähren, was jedoch nicht bei jedem Menschen genau das Gleiche bedeutet; und er muss sich bewegen. Beides gehört zusammen. Wobei das Bewegen nicht wegen der paar zusätzlichen Kalorien, die es verbraucht, so wichtig ist, sondern weil die Bewegung den Körper in Schuss hält; was auch heißt, dass sie dafür sorgt, dass die Biochemie gut funktioniert.

Wilma mochte Schokolade

Wilma? Wer ist Wilma? ... Freds Frau im Steintal, dort hausten die beiden! Ist das nicht arg? Wahrscheinlich war sie bei Feuersteins für den Herd zuständig, und obwohl jetzt dauernd von Freds Essgewohnheiten die Rede war, haben wir sie mit keinem Wort erwähnt. Doch kaum geht es um was Süßes, machen wir die Schublade mit den Frauenklischees auf und erinnern uns an Wilma! Nun, wir sind einerseits zerknirscht, andererseits ist aber an vielen Klischees ja auch etwas dran. In diesem Fall geht es um die alte Weisheit: ‚Frauen brauchen Schokolade.' Ob's stimmt, wissen wir nicht, aber es wird auch von Wissenschaftlerinnen behauptet, dass Frauen auf Schokolade mehr abfahren als Männer: wegen ihrer Hormone. Süßes hebt die weibliche Laune ganz besonders, heißt es. Wenn das stimmt, muss uns Wilma irgendwie Leid tun. Den Feuersteins stand nämlich als ‚Süßstoff pur' praktisch nur Honig zur Verfügung; zum Glück nicht in so rauen Mengen wie uns heute der Zucker. Honig ist zwar ein Naturprodukt, und er mag im Gegensatz zum weißen, raffinierten Zucker alle möglichen gesunden Begleitstoffe enthalten, aber auch er ist letztlich reiner Zucker. Und der bekommt uns Menschen nur in kleinen Mengen, besonders wenn wir nicht körperlich arbeiten.

Ganz anders als damals Wilma und Fred, aber auch anders als noch vor hundert Jahren unsere Urgroßeltern, sind wir heute leider von Süßigkeiten umzingelt. Und wir wollen und können ihnen nicht immer entkommen. Wenn wir dabei einiges beachten, ist das auch gar nicht so schlimm. Zum Beispiel schießen Süßigkeiten als Nachtisch weniger schnell ins Blut und sind daher bekömmlicher als Süßes auf nüchternen Magen. Und als Nachtisch wirst du wohl auch weniger davon essen. Wenn aber Süßes zwischendurch, dann Wasser dazu trinken, das neutralisiert. Besser als Süßigkeiten, die fast nur aus Zucker bestehen, sind gute Backwaren, beispielsweise Apfelstrudel oder luftige Dinkelkuchen. Und wenn dir nach Schokolade ist, dann greif eher zu der mit weniger Zucker. Das sind die sehr dunklen mit hohem Kakaoanteil und auch sonst edleren Inhaltsstoffen als die picksüßen.

Bettys Leibspeisen

Betty und Barney Geröllheimer, das sind die engsten Freunde der Feuersteins. Natürlich kochen sie im Großen und Ganzen das Gleiche wie diese, sie leben ja auch in der Steinzeit. Aber ebenso natürlich haben sie nicht genau dieselben Leibspeisen. Schließlich sind wir Menschen keine Maschinen, die exakt den gleichen Treibstoff brauchen, sondern sind im Detail oft sehr verschieden voneinander. Das ist ein wesentlicher Grund dafür, dass jeder andere Essvorlieben hat. Und wenn diese Vorlieben wirklich authentisch von innen heraus aufgebaut wurden, dann sind es Botschaften, mit denen der Körper uns sagt: ‚Jetzt brauche ich für unser gemeinsames Wohlbefinden dies oder jenes.' Und seien es Mohnnudeln nach Mutters Rezept, weil du dich ein wenig an die heile Welt deiner Kindheit erinnern und daraus Kraft schöpfen willst. Essen für die Seele. Meistens aber doch Essen für den Körper: Nicht schon wieder Eiweiß, du hast doch erst gestern Abend ein großes Steak verdrückt! Oder: Heute keine Rohkost, dafür ist der Tag zu kalt, du neigst ohnehin zum Frieren, da brauchst du etwas mit mehr Wärme, zum Beispiel eine heiße Gemüsesuppe oder ein schmackhaftes Gemüsedurcheinander aus dem Wok. Rohkost braucht mehr Verdauungsenergie, an kalten Tagen braucht der Körper aber einen Großteil seiner Energie für die Körperwärme; daher ist uns an einem kalten Wintertag auch nicht nach einem großen Salat, sondern eher nach warmer Suppe. Umgekehrt an heißen Sommertagen. An diesen braucht der Körper weniger Wärme, also weniger Energiezufuhr, daher ist ihm eher nach kaltem Essen. Oder nach weniger Essen; auch weil das Blut statt für den Stoffwechsel als Kühlmedium eingesetzt wird. Ganz abgesehen von deiner individuellen Konstitution: Vielleicht bist du ein besonders guter Futterverwerter, der immer Überschusswärme abstrahlt, so einer kann auch an kälteren Tagen mit kaltem Essen gut leben. Und so weiter. Jeder von uns sollte beim Essen spüren, was ihm ganz grundsätzlich und gerade jetzt am besten bekommt. Dabei ist es aber ganz wichtig, dass du deine eingefahrenen Gewohnheiten nicht mit ‚dich spüren' verwechselst. Es kann sein, dass du das wieder lernen musst.

Gabriele

Krank von Rohkost und Vollkorn? Dreißig Jahre ist sie alt, als sie zu Margarethe in die Ordination kommt. Ihre Beschwerden: seit Monaten schwere Blähungen, ab und zu Bauchkoliken und Akne, die während der Menstruation regelrecht ‚aufblüht'. Außerdem nur alle paar Tage Stuhlgang, was Gabriele aber zuerst gar nicht besonders erwähnt, da sie das als normal ansieht. Die Akne behandelte sie mit Salben.

Margarethe: „Bei den Untersuchungen ist Gabrieles Bauch unauffällig, ebenso ihr Blutbild aus dem Labor; nur ihre Haut ist ungewöhnlich fett. Da sie glaubt, sehr gesund zu essen, ist es gar nicht einfach, sie davon zu überzeugen, ein paar Tage lang ein Essensprotokoll zu führen, also fortlaufend genau aufzuschreiben, was sie zu sich nimmt. Das sei nicht notwendig, meint sie zuerst. Aber ich schaffe es dann doch, und das Protokoll sagt mir alles: morgens viel Vollkorn als Brot oder als Müsli mit Milch, mittags Kantinenessen, abends Rohkost oder eine Jause mit Wurst und Käse. Dazwischen immer wieder Jogurt. Diesen, wie Gabriele meint, ‚gesunden' Speisezettel hat sie erst vor einem Jahr eingeführt. Im Gespräch dämmert es ihr dann langsam, dass sie sich genau seit dieser Zeit im Bauch nicht mehr so richtig wohl fühlt.

Zur Erholung des geplagten Darms beginnen wir mit der bewährten Dreitagesentschlackung: weich gekochtes Gemüse, alle Sorten, die Gabriele auch sonst gut verträgt; gekochtes Obst, also Kompotte; in kleinen Mengen auch rohe Bananen und Melonen. Reis, gekochte Kartoffeln und mit wenig Butterschmalz gebratene Polenta. Alles abgeschmeckt mit frischen Küchenkräutern und Gewürzen, welche die Verdauung fördern: Kardamom, Curcuma, Kreuzkümmel, Ingwer. Gabriele kann diese Speisen mischen, wie ihr zu Mute ist: beispielsweise als Gemüsesuppen, Risotto, Kartoffeln mit Spinat oder Letscho. In diesen drei Tagen trinkt sie nur Leitungswasser, Kräutertee und Kompottsäfte.

Nach der Entschlackung baut Gabriele neue Ernährungsgewohnheiten auf: drei Mahlzeiten und kein Jogurt dazwischen, sondern höchstens ein Stück Obst oder Gemüse, aber nicht mehr. Morgens statt Vollkorn feines Roggen- und Dinkelbrot und nichts von der Kuh. Mittags in der Kantine vor allem gekochte Beilagen und wenig Fleisch, besser Fisch. Abends statt Rohkost Gekochtes, zum Beispiel aus dem Wok, Gemüsesuppen, Kartoffelschmarren, Risotto. Außerdem über den Tag verteilt viel mehr trinken: drei Liter Wasser ohne Kohlensäure. Davon einen Liter abgekocht, das fördert die Verdauung zusätzlich"; Genaueres dazu weiter unten im Wasserkapitel.

Gabrieles Zustand bessert sich schnell: Die Blähungen lassen nach, der Stuhlgang wird regelmäßiger. Wenn er einmal auslässt, trinkt sie mehr. Ihre Haut verliert Fett, die Akne geht zurück. Bauchkoliken treten keine mehr auf. Später geht sie dazu über, die Dreitagesentschlackung immer anzusetzen, wenn wieder Symptome auftauchen: Hautunreinheiten, Blähungen und so weiter.

Was hat die Essensumstellung mit der Haut zu tun? Ganz einfach: Die Haut ist ein Ausscheidungsorgan wie der Darm, die Niere und die Lunge. Wenn man sich so ernährt, dass der Körper weniger Schlacken abbauen muss, dann braucht auch die Haut weniger zu entsorgen. So kann sie wieder strahlend schön werden.

Margarethes Menü für ‚Sensible'

„Ich empfehle …"	„Weniger empfehle ich …"
Brot und Mehl aus Dinkel und Roggen	Brot und Mehl aus Weizen
Natursauerteigbrot	grobes Vollkornbrot
Butter, Butterschmalz, Olivenöl kalt	Margarine
Fisch, Geflügel und Wild	größere Mengen Fleisch vom Schwein und Rind
hochwertigen Schinken	Wurst
Reis, Kartoffeln, Polenta	
gekochtes Gemüse; roh nur, wenn es vertragen wird	
Salate	
Obst roh, wenn es vertragen wird, oder als Kompott	
luftige, lockere Süßigkeiten wie Apfelstrudel oder Dinkelkuchen	cremige, gallige, fettige Mehlspeisen, Schokoladencreme
Käse von Schaf und Ziege	Kuhmilchprodukte
frische Küchenkräuter und Gewürze, welche die Verdauung fördern	
Am Abend: Suppen, Reis, Kartoffeln, Gemüse …	herkömmliche Jause mit Wurst und Käse
Leitungswasser, Quellwasser, stark verdünnte Säfte	Mineralwasser mit Gas, stark gezuckerte Getränke
milde Kräutertees	Kaffee, Alkoholisches außer mit doppelt so viel Wasser

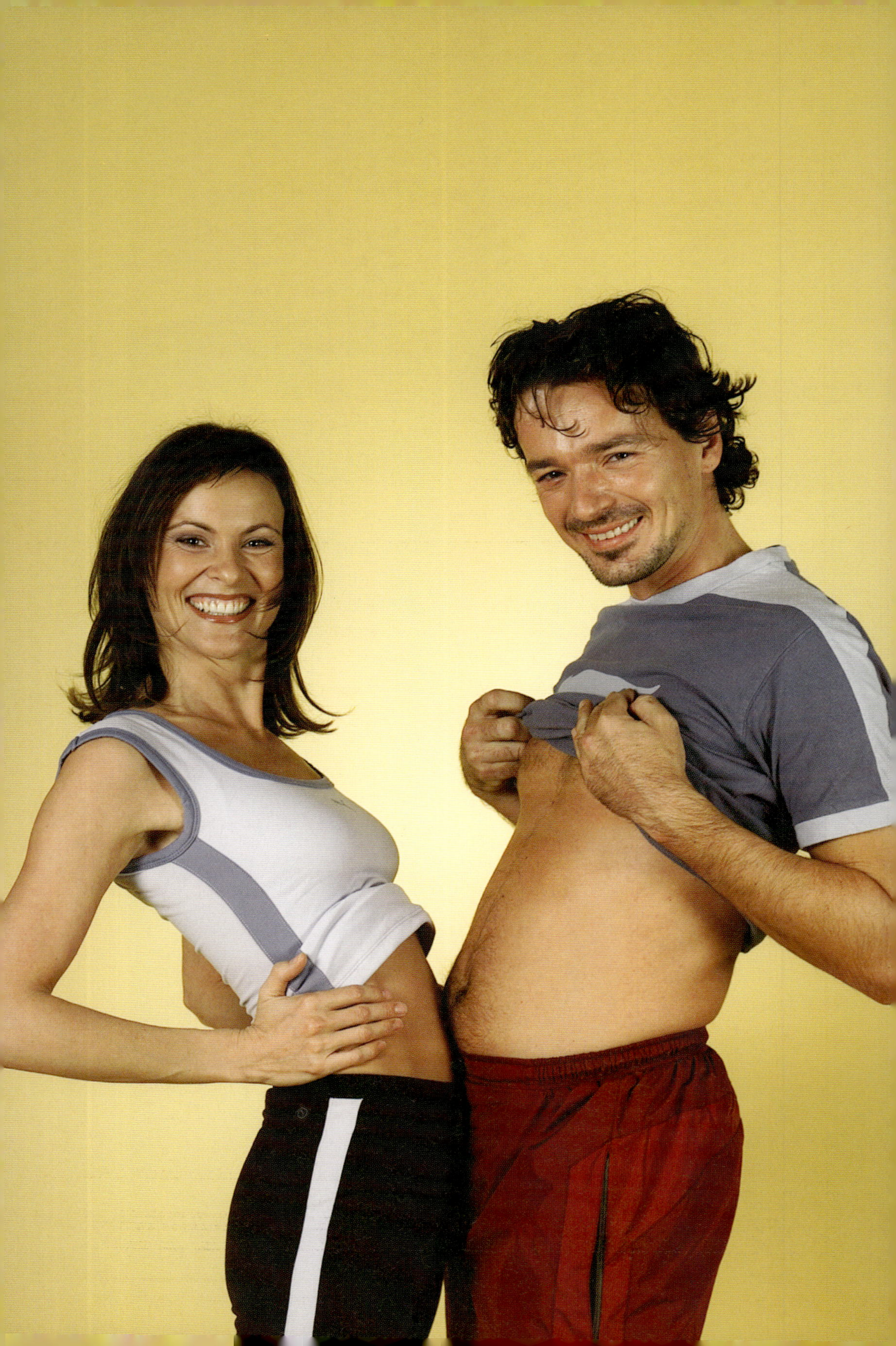

MACHT ‚LOW FAT' FETT?

‚Light' und ‚low fat' sind ‚in', und dennoch gab es noch nie so viele Dicke. In Amerika ist ‚low fat' noch mehr ‚in', doch das Land platzt nur so aus allen Nähten, dass die Gesundheitsämter Alarm geschlagen haben. Da stimmt doch was nicht.

Fett kontra Kohlenhydrate

Seit einem Vierteljahrhundert empfiehlt die Ernährungswissenschaft, beim Fett zu knausern und stattdessen Kohlenhydrate zu essen, also mehr Brot, Kartoffeln, Nudeln, Reis und so weiter. Daran halten sich inzwischen sehr viele Menschen. Resultat: Es gab noch nie so viele übergewichtige Leute wie heute. Und es wird immer schlimmer, schon bei den Kindern. Die ‚dickste Stadt' der Welt soll San Antonio in Texas sein: Mehr als zwei Drittel der Einwohner sind dort übergewichtig, ein Drittel von ihnen krankhaft fettleibig. Sie stapfen schwerfällig durch die Straßen, passen in kein normales Auto, brauchen im Flugzeug zwei Sitze und nach ihrem Ableben einen Spezialsarg. Und das, obwohl in Amerika ‚low fat' allgegenwärtig ist. Das war nicht immer so. Bis vor ein paar Jahrzehnten galt Fett vielen als Delikatesse. Und es gab weniger dicke Menschen als heute. Darüber können auch die Ernährungswissenschaftler nicht mehr hinwegsehen. Viele beginnen umzudenken.

„Wanted: Dickmacher Kohlenhydrate"

Das könnte auf einem Steckbrief stehen, mit dem der Dickmacher Nummer eins gesucht wird. In Amerika haben Wissenschaftler zwei Gruppen Übergewichtige gegeneinander antreten lassen: Die einen orientierten sich an den Empfehlungen herkömmlicher Ernährungsberatung, also vor allem Kalorien einsparen und wenig Fett; die anderen bekamen den entgegengesetzten Auftrag, also wenig Nudeln, Kartoffeln und Brot, stattdessen Speisen mit Fett und Öl. Ergebnis: Nach einem halben Jahr waren die Leute der Fettgruppe schlanker als die anderen. Ihre Cholesterinwerte hatten sich entgegen den Voraussagen nicht verschlechtert, und die Werte beim Blutzucker waren bei vielen besser als vorher. Weitere Untersuchungen scheinen zu bestätigen: Viele Kohlenhydrate sind Dickmacher. Das gilt ganz besonders für Zucker, der ja auch ein Kohlenhydrat ist, allerdings eines, das in dieser puren Form in der Natur fast nicht vorkommt. Entsprechend schlecht kann unser Körper damit umgehen: Zuckerspeisen lassen den Blutzucker im Körper regelrecht explodieren, und das macht dick. Aber es geht dabei nicht nur um die schlanke Linie. Noch viel schlimmer ist, dass diese Kohlenhydrate auch der Grund zu sein scheinen, warum sich Diabetes so stark ausbreitet. Und die Herz-Kreislauf-Leiden samt Bluthochdruck scheinen auch etwas mit ihnen zu tun zu haben, und sogar die Depressionen. Ein großes Umdenken ist im Gang.

Gutes und Böses

Nun erreichen wir eine zentrale Erkenntnis der modernen Ernährungsforschung. Sie lautet: Nicht Fett ist schlecht für unsere Gesundheit und Kohlenhydrate sind gut, auch nicht einfach umgekehrt, vielmehr gibt es gute und schlechte Fette, und es gibt gute und schlechte Kohlenhydrate. Diese Aussage ist zwar eine Vereinfachung, doch können wir uns auf sie einlassen, weil sie uns in der Lebenspraxis weiterhilft. Bei den Fetten bedeutet sie: Wir sollten weniger tierische und mehr pflanzliche Fette zu uns nehmen und bei den pflanzlichen die so genannten einfach und mehrfach ungesättigten bevorzugen. Dieser Unterschied ist ja schon seit einiger Zeit in unsere Köpfe vorgedrungen; Genaueres weiter unten. Viel weniger in unseren Köpfen ist jedoch das Wissen, dass es auch viele ‚schlechte' Kohlenhydrate gibt. Diese bringen unseren Insulinhaushalt durcheinander, machen uns dick, alt und krank.

Die Insulinfalle

Schlecht sind jene Kohlenhydrate, die sofort nach der Verdauung im Darm den Blutzucker hinaufschnellen lassen. Blutzucker ernährt unsere Zellen, den Transport dorthin steuert das Hormon Insulin, hergestellt in der Bauchspeicheldrüse. Wenn mehr Blutzucker anfällt, als die Kraftwerke in den Zellen momentan verbrennen können, sorgt Insulin dafür, dass der Überschuss für schlechte Zeiten als Fett deponiert wird: in der Leber, in den Muskeln und im Fettgewebe. Unser Körper hat das in Millionen Jahren gelernt. In guten Zeiten legte er immer Vorräte für schlechte an. Anhaltend gute Zeiten, in denen es nie Mangel, sondern ständig Überfluss an Essbarem gibt, wie wir das heute in unserer Weltgegend genießen, hat er kaum je erlebt; damit kann er nicht umgehen. Also werden wir rund und runder, wenn wir wegen der schlechten Kohlenhydrate ständig zu viel Blutzucker in uns haben.

Dazu kommt noch, dass die Bauchspeicheldrüse bei Blutzuckerüberschuss besonders viel Insulin ausschüttet. Nach getaner Arbeit will dieses aber weiter beschäftigt werden und verlangt Zuckernachschub, wodurch wir bald wieder Hunger bekommen; daher kommt wohl auch der Ausdruck vom Hunger, der uns ‚überfällt'. Du kennst das sicher: Bestimmte Zuckerspeisen oder Weißbrot oder Kuchen sättigen nicht so recht. Wer sich immer so ernährt, stürzt seinen Insulinhaushalt derart ins Chaos, dass mit gesundheitlichen Dauerschäden zu rechnen ist: vor allem Herz-Kreislauf-Krankheiten und Diabetes. Aber eben auch die ‚dicke Linie', die ja eigentlich keine Krankheit, sondern nur ein Symptom ist.

Viel freundlicher verhalten sich die guten Kohlenhydrate: Sie lassen den Blutzucker nur langsam ansteigen, es wird weniger Insulin ausgeschüttet; dieses dirigiert den Zucker zu den Öfen in den Zellen, den Mitochondrien, wo er so gleichmäßig ‚just in time' ankommt, dass er fortlaufend verbrannt werden kann. Und es wird kein Zucker in Fett umgewandelt und auf Halde gelegt.

Ein Glück: der Glyx

Glyx: Abkürzung für ‚glykämischer Index'. Ja, ‚glykämisch', von Glukose, auf gut Deutsch Zucker, es geht ja um den Blutzucker. Und weil das Wort so kompliziert klingt, sagt man auch Glyx. Mit dessen Hilfe ist es möglich, die ‚guten' und die ‚bösen' Kohlenhydrate zu unterscheiden. Der Glyx sagt uns, ob ein Lebensmittel den Blutzucker mehr oder weniger hinauftreibt. ‚Mehr' macht dick, schädigt innere Organe und lässt dich früher altern; ‚weniger' hat diese Nachteile kaum oder gar nicht.

Der Glyx gibt jedem Lebensmittel, das Kohlenhydrate enthält, also Zucker oder Stärke, eine Zahl zwischen fast Null und etwas über hundert. Je höher, desto schlechter; je niedriger, desto besser. Und weil man nach einiger Zeit bemerkt hat, dass der glykämische Index für das tägliche Leben doch irgendwie zu theoretisch ist, hat man ihn durch einen praxisnäheren Index ergänzt: die ‚glykämische Ladung'. Natürlich könnten wir dich jetzt mit ganzen Tabellenwerken verwirren. Das tun wir aber nicht. So könntest du nicht entspannt essen, also sagen wir dir einfach das, worauf es wirklich ankommt.

Die Glyx-Parade

Schlechte Kohlenhydrate, die im Glyx in der oberen Hälfte liegen, enthalten jene Lebensmittel, in denen Zucker oder ausgemahlenes Mehl überwiegen: ganz besonders natürlich Zucker pur, aber auch Marmelade und leider auch Honig, die meisten Kuchen, Weißgebäck, Weißbrot, Müsli aus dem Packerl, Cornflakes & Co, Knabbergebäck und Schokoriegel; ebenso Kartoffelspeisen aus dem Packerl, Pommes frites, polierter Reis und schließlich Limonaden; diese ganz besonders. Vielleicht merkst du schon: Das sind oft Nahrungsmittel, die quasi ‚hochindustriell' aufbereitet wurden. Vor allem viele ‚industriell' gesüßte Lebensmittel liegen sehr hoch, weil sie gar nicht mehr mit Zucker süß gemacht werden, sondern mit picksüßen Sirups. Das sind oft Produkte, auf denen auch noch ‚light' steht, weil sie wenig Fett enthalten: eine echte Falle!
Zu den besseren Kohlenhydraten in der unteren Hälfte des Index zählen Milchprodukte, dann alles Richtung Vollkorn, aber auch Mischbrot, selbst gemischtes und noch besser selbst gemahlenes Müsli, dann Naturreis und ‚parboiled' Reis, gekochte Kartoffeln, Pasta aus Hartweizenmehl wie die echten Spaghetti, dunkle Schokolade, Obst, Hülsenfrüchte wie Erbsen, Bohnen und Linsen, Eier; die allerniedrigsten Werte hat die ganze weitere Gemüseliste.

Es überrascht uns nicht, dass diese Liste dem Fred-Feuerstein-Menü ziemlich ähnlich ist; nicht in jedem Detail, aber in den Grundzügen. Kein Wunder: Ausgemahlenes und hochgezüchtetes Getreide hat für die Ernährung bis vor ein paar tausend Jahren keine Rolle gespielt, und Zucker pur sogar bis vor gut hundert Jahren, wenn wir vom Honig einmal absehen. Allerlei Pflanzen und ihre Früchte, Obst, Wurzelgemüse, Beeren, Pilze und Nüsse, Fisch und alle paar Tage wohl auch Fleisch stillten den Hunger unserer Steinzeitahnen. Und dieser Speiseplan steckt eben in unseren Genen.
Wie vor zwei, drei Jahrzehnten das Kaloriensparen, beginnt bei informierten Essern jetzt der Glyx Mode zu werden. Das bringt wie damals leider neue Nachteile mit sich, vor allem die Gefahr einseitiger Ernährung. Wir empfehlen dir daher eine ausgewogene Mischkost mit einem hohen Anteil an Gemüse und Obst, roh und gekocht, und gleichzeitig aufzupassen, dass die im vorigen Absatz erwähnten ‚Hochglyxer' unter Kontrolle bleiben. Ja, unter Kontrolle: Ein Honigbrot beim Frühstück ist nämlich kein Problem, eine Buttersemmel auch nicht, weil dein Blutzucker durch die Mischung auch wieder ganz anders reagieren kann.

Und die Kalorien?

Wir wollen vorsichtig sein: Immerhin haben es viele geschafft, das Kalorienbewusstsein so zu verinnerlichen, dass es nicht leicht sein wird, es wieder herauszubekommen. Dennoch empfehlen wir dir das Gleiche wie beim Glyx: Vergiss die genussfeindlichen Kalorientabellen, aber erhalte dir ein allgemeines Gefühl für den Brennwert von Speisen. Darum geht's ja bei den Kalorien, auf deren Angaben du dich übrigens ohnehin nicht wirklich verlassen kannst. Und daneben gibt's eben auch noch die glykämische Belastung. Aber, wie wir uns über die wandelnden Kalorienlexika immer ein wenig amüsiert haben, im Restaurant oder vor der Käsetheke oder gar zu Hause, genauso würden wir Leute bedauern, die ihren Speiseplan musterschülerhaft nach dem glykämischen Index ausrichten würden. Ein wenig solltest du dich schon damit vertraut machen, ganz grundsätzlich meinen wir, um dein vielleicht von der Werbung und vom Überfluss irregeleitetes Gefühl für bekömmliche und weniger bekömmliche Lebensmittel zu verbessern. Aber die Entscheidung, wonach dir jetzt gerade der Sinn steht, solltest du dann von innen heraus treffen.

Fett fürs gute Leben

Unser Körper braucht Fett aus zwei Gründen: erstens einmal als Brennstoff für Wärme und Bewegungsenergie. Dafür ist Fett wichtig; allein mit der Zuckerverbrennung hätten unsere Vorfahren in schlechten Zeiten nicht überlebt. Das Problem ist nur, dass wir heute weniger Verbrennungsfett brauchen, weil wir in gut geheizten Räumen leben und viel weniger Bewegung machen. Daher essen die meisten von uns inzwischen auch weniger Fett. „Gut so", sagen wir dazu, meinen damit aber vor allem die tierischen und die industriell hergestellten pflanzlichen Fette, nicht aber andere hochwertige Fette.

Wir brauchen nämlich zweitens Fett auch noch für etwas ganz anderes: als Baumaterial für unsere Zellen. Und als Baumaterial wollen wir doch wohl nur die besten Fette einsetzen. Oder willst du aus schlechtem Material aufgebaut werden? Beispiel Blut: Gute Fette verhindern Verklumpungen, schlechte fördern diese und damit die Gefahr von Herzinfarkt oder Gehirnschlag. Und Beispiel Nerven: Diese sind mit Isolierzellen ummantelt, die ganz besonders auf hochwertige Fette angewiesen sind, weil es sonst bei der Kommunikation der Nerven mit den Muskeln zu Leitungsstörungen kommt. Das kann heißen: Multiple Sklerose, Alzheimer, Depressionen. Und es gibt in der Wissenschaft den Verdacht, dass der massenhafte Verzehr weniger hochwertiger, industriell hergestellter Fette eine Ursache für die Zunahme dieser Krankheiten ist. Doch die gute Nachricht lautet: Durch eine konsequente Änderung der Fette in deiner Nahrung kannst du innere Schäden auch wieder rückgängig machen. Schließlich baut sich dein Körper ja permanent um.

‚Omega 3' zuführen

Aus dem ‚wir essen zu viel Fett' ist in den letzten Jahren fast wieder ein ‚zu wenig Fett' geworden. Das gilt vor allem für jene Fette, die unser Körper als Baumaterial bevorzugt, wie das berühmte ‚Omega 3'. Davon nehmen wir heute nur noch halb so viel auf wie vor hundert Jahren. Stattdessen essen wir immer mehr gesättigte Industriefette, fünfmal so viel wie vor hundert Jahren. Zu viel! Und zu wenig Omega 3! Dieses Fett wäre aber für das Blut und die Nerven wichtig. Und es hemmt die vielen größeren, aber auch kleineren Entzündungsherde, die wir in uns haben können. Was wichtig ist für das Blut und die Nerven, und was unsere Entzündungen abklingen lässt, hat große Bedeutung für unseren Gesamtzustand, für unser Wohlbefinden, für unsere Gesundheit. Bei sich noch traditionell ernährenden Eskimos hat man festgestellt, dass sie zwar durch ihre fischreiche Ernährung viele Umweltgifte aufnehmen, dennoch wenig an inneren Entzündungen oder neurologischen Erkrankungen wie Parkinson leiden. Man nimmt an, dass dafür die hohe Dosis an Omega-3-Fetten aus der Meeresnahrung verantwortlich ist. Am anderen Ende der Skala stehen Gesellschaften wie die israelische: Ihre Nahrungsfette führen zu besonders vielen Herz-Kreislauf-Erkrankungen.

Kreter leben besser

Omega 3 oder Vorstufen sind in folgenden Lebensmitteln enthalten: Gemüse, vor allem grünes; Fisch; und verschiedenen Ölen, wie Olivenöl, Kürbiskernöl, Leinöl, Rapsöl und Nussöl. Dies erinnert verblüffend an die vor ein paar Jahren aufgekommene ‚Kreta-Diät'. Das ist keine weitere ebenso unsinnige wie wirkungslose Diät zum Abnehmen, sondern eine Ernährungsweise, die sich an den traditionellen Essgewohnheiten auf der griechischen Insel Kreta orientiert. Schon vor Jahren haben amerikanische Wissenschaftler in einer Sieben-Länder-Studie herausgefunden, dass die Kreter weniger Herz-Kreislauf-Krankheiten und mit Einschränkungen auch weniger Krebs haben als die Amerikaner sowie die Mittel- und Nordeuropäer; je weiter nach Norden, desto mehr. Was Kreta betrifft, waren die Unterschiede so groß, dass man der Sache durch alle möglichen Kontrolluntersuchungen nachgegangen ist. Und worauf ist man gekommen? Auf das einfache Leben der Kreter im Allgemeinen und ihren Speisezettel im Besonderen. Von den Essgewohnheiten der Landsleute von Alexis Sorbas können wir also einiges lernen.

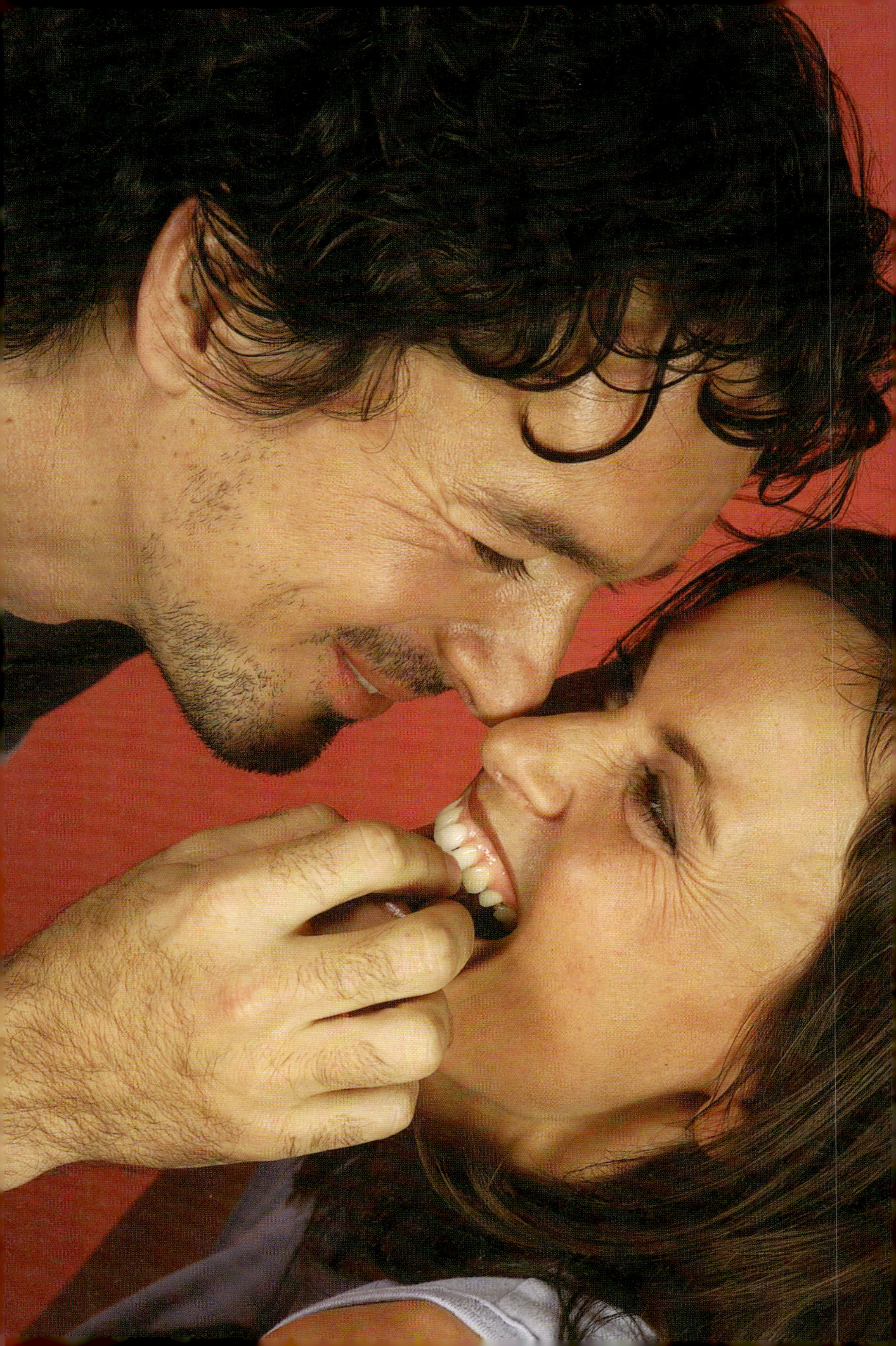

Zu Gast bei Alexis Sorbas

Kannst du dir vorstellen, in einem Monat drei – in Worten: DREI – Liter Olivenöl zu schlucken? Also jeden Tag ein kleines Gläschen mit einem Zehntelliter? Viele Kreter tun das. Man sagt, sie werden alt. Und sie gelten als gesund.

Das Alexis-Sorbas-Menü

Drei Liter, das haben sich viele Kreter gegeben, und viele tun das wohl immer noch; sie decken damit ein Drittel oder mehr ihres Kalorienbedarfs. Auf der anderen Seite finden sich auf ihrem Tisch wenig tierische Fette: Fleisch gibt's in der traditionellen kretischen Küche nur einmal oder zweimal in der Woche, und dann eher vom Hendl, vom Lamm oder von der Ziege; natürlich keine Wurst mit ihren versteckten tierischen Fetten. Und auch Milch spielt keine besondere Rolle, am ehesten noch als fettarmes Jogurt von Schaf oder Ziege oder als Frischkäse oder in der Salzlake gereifter Feta. Einmal bis zweimal in der Woche kann es Fisch oder anderes Meeresgetier geben, in der Suppe oder gegrillt. Und die Kreter verfeinern den Fisch dann natürlich mit Olivenöl, das sie aber erst am Schluss dazuschütten, Olivenöl sollte nämlich nicht erhitzt werden; ein Tipp auch für unsere Kochkünste. Darüber hinaus gehören zum traditionellen Alexis-Sorbas-Menü verschiedene selbst gebackene Brote und Pasta aus Weizen und Gerste, in kleinen Mühlen grob gemahlen; dann sehr viel Gemüse, Salate, Hülsenfrüchte und wild wachsende Kräuter. Schließlich südliches Obst: in Kreta viel mehr als woanders, oft mehr als doppelt so viel, wie wir zu essen gewohnt sind. Und das Obst wird natürlich reif geerntet, nicht so unreif wie viele unserer Südfrüchte, wodurch wir zu viel Säure aufnehmen. Zu guter Letzt noch zu den Naschereien: Diese gibt es beim traditionellen kretischen Essen natürlich auch, doch enthalten sie kaum raffinierten Zucker, eher ein wenig Honig oder Obstsirup, Mandeln, Nüsse, Zitrate und alle möglichen anderen Zutaten.

Alexis isst nur einmal Fisch

Einmal wöchentlich, höchstens zweimal. Aber ist das nicht zu wenig? Fisch wird doch immer als das Nonplusultra unserer Eiweißernährung gepriesen!? Ja, einmal in der Woche scheint tatsächlich zu genügen. Das zeigen nicht nur die alten Gewohnheiten der Kreter, auch neue Untersuchungen unterstreichen das: Einmal in der Woche ist ein Muss, zweimal ist gut und vielleicht sogar besser, aber öfter bringt nichts mehr. Es sollte schon einmal Frischfisch sein, beim zweiten Mal tut's aber auch ein tiefgekühlter. Oder gar ein guter Tunfisch aus der Dose, aber nicht einer in Öl, sondern in Wasser; das Öl entzieht ihm die Omega-3-Bestandteile, sagen die Dosenforscher. Und schließlich: Noch besser als die Mittelmeerfische wären nördliche Kaltwasserfische, weil sie besonders wertvolles Fett liefern, also Lachs, Kabeljau, Makrele, Tunfisch, Heilbutt, Sardine und Hering. Aber die südlichen Fische sind schon auch o.k.; ebenso die Meeresfrüchte und natürlich unsere Süßwasserfreunde.

Alexis im Kafeneión

Im typischen griechischen Kaffeehaus sitzen fast nur Männer. Sie trinken Kaffee und Wasser, das neutralisiert. Mit Süßstoff? Natürlich nicht, das widerspricht der Tradition. Und vielleicht spüren die Kreter intuitiv: Süßstoff macht dick! Waaas? Zucker macht doch dick, daher geben wir doch Süßstoff in den Kaffee und in den Tee!? Ja, solange wir keine Ahnung von der Insulinfalle hatten. Süßstoff setzt nämlich genauso wie Zucker die Insulinpumpe in Gang und heizt so wie oben als Insulinfalle beschrieben den Hunger an. Die Zunge unterscheidet nicht zwischen ‚süß' vom Zucker und ‚süß' von der kleinen Pille. Wenn sie ‚süß' spürt, meldet sie das dem Gehirn, und dieses gibt die Botschaft sofort an die Bauchspeicheldrüse weiter, die dann zur Verarbeitung des vermeintlichen Zuckers Insulin ausschüttet. Das Insulin interessiert sich aber nicht für Süßstoff, es ist arbeitslos, will aber was tun und schreit daher ‚Hunger'.

Übrigens: Süßstoffe werden auch in der Schweinemast als Hungermacher eingesetzt. Schweine sind uns Menschen ja sehr ähnlich: bezüglich Körpergröße, Verdauung und Lieblingsfutter. Allesfresser sind sie, wie wir; und Süßes haben sie auch gern. Also füttern manche Mäster Schweine mit Süßstoff – damit die Tiere Hunger bekommen.

Alexis' Fastenzeiten

Alle Weltreligionen empfehlen Fastenzeiten: in christlich geprägten Ländern eine vor Weihnachten und eine vor Ostern, zusammen mehr als zwei Monate. Im traditionellen kretischen Leben werden die Fastenwochen einigermaßen eingehalten, aber nicht als ‚Nulldiät' – so sind die Fastenzeiten auch gar nicht gemeint –, sondern als eine Art ‚Teildiät': vor allem kein Fleisch, keine Milch und nur wenig oder gar kein Öl. So ein Fasten entschlackt, es ist Urlaub für die Biochemie und bringt den ganzen Körper in eine neue Balance.
Zum Unterschied von den entschlackenden Teilfastenkuren verschiedener Religionen ist es heutzutage Mode, Totalfastenkuren einzulegen. Davon halten wir weniger, weil strenges Fasten den Körper sehr belastet. Viel vernünftiger wäre es, zum Beispiel einmal im Monat eine Dreitagesreduktion einzuhalten, etwa so oder so ähnlich, wie wir es im Kapitel ‚Zu Gast bei Fred Feuerstein' für Gabriele beschrieben haben. Wenn du aber dennoch unbedingt total fasten willst, solltest du auf keinen Fall einfach ‚draufloshungern', sondern es nur mit kompetenter Beratung machen. Es können sich nämlich alle möglichen Folgen einstellen, vom ‚einfachen' Kopfweh bis zu seelischen Ausbrüchen, Heulanfällen zum Beispiel.

EXTRA: ALEXIS ODER FRED?

Ein Buch, eine Meinung. Drei Bücher, drei Meinungen! Ganz besonders, wenn's ums Essen geht, kommt dir das sicher bekannt vor. Aber wir treiben es noch bunter: Sogar in einem einzigen Buch ist nicht alles widerspruchsfrei. Was dir Fred und Alexis empfehlen, deckt sich in vielem, es gibt aber auch kleine Unterschiede. Und das, obwohl wir doch alle Gewissheit wollen!
Schrecklich!? Nein, nicht wirklich. Es geht nämlich gar nicht anders, und zwar aus mindestens drei Gründen:

Erstens: weil unser aller Wissen sehr unvollkommen ist. Wie sollte es auch anders sein? Der Mensch ist ein unendlich komplexes Universum. Ständig kommt neues Wissen dazu, anderes veraltet. Das wird immer so sein. Und es ist für die armen Ernährungswissenschaftler auch gar nicht leicht, zu einigermaßen gesicherten Erkenntnissen zu kommen, weil sie ja keine Menschenversuche machen können. Sie müssen sich mit Ratten und unsicheren Angaben von Testpersonen begnügen. Ganz zu schweigen von den vielen geschäftlichen Interessen, die verfälschend hineinpfuschen können.

Zweitens: weil jeder Bissen eine Einmaligkeit ist. Wir sprechen zwar von Äpfeln, Blattsalaten, Kartoffeln, Reis, Eiern, Jogurt und Steaks, aber kein Apfel ist völlig gleich wie der daneben, und kein Steak ist genau so wie das andere. Man hat einmal die Inhaltsstoffe von Knoblauch aus verschiedenen Anbaugebieten im Labor verglichen und festgestellt, dass die beste Knolle zehnmal mehr von den guten Stoffen enthielt als die schwächste. Aber wenn wir vom gesunden Knoblauch reden, tun wir gewöhnlich so, als ob jeder dieselbe Knolle verspeiste. Nicht alle: Ein Bäcker aus Linz, der Brot noch mit Liebe bäckt, erzählte uns, dass er ganz genau darauf achtet, von welchem Acker sein Weizen oder Roggen kommt, weil es da große Unterschiede gebe.

Drittens: weil kein Mensch dem anderen gleich ist. Stelle zwei nebeneinander und vergleiche. Und so sieht's auch inwendig aus. Die einzig richtige Ernährung für jeden kann es gar nicht geben, weil unsere Gene, unsere Körper, unsere Lebensumstände und unsere individuellen Essensgeschichten bis zurück in den Mutterbauch verschieden sind. Daher gleicht auch kein menschlicher Stoffwechsel hundertprozentig dem anderen. Wir Menschen haben Milliarden Verdauungsmikroben in uns, ein Zoo, der bei jedem verschieden ist. Der Stoffwechsel eines Jüngeren ist anders als der eines Älteren, der einer Frau anders als der eines Mannes, der eines körperlich Arbeitenden anders als der eines Büromenschen, der eines Sportlichen anders als der eines Couch Potatoe, der eines Gesunden anders als der eines Kranken, und so weiter. Du weißt sicher, wie unterschiedlich deine Bekannten auf ein und dasselbe Essen reagieren. Der eine braucht viel, der andere isst wie ein Spatz; der eine wird davon müde, der andere quicklebendig; der eine wird schon vom Zuschauen dick, der andere kann essen, was er will, und bleibt ein dünner Spargel. So verschieden sind wir. Auf diese Unterschiede kann die Ernährungswissenschaft kaum eingehen. Sie arbeitet mit einem fiktiven Durchschnittsmenschen, den es gar nicht gibt; übrigens im Gegensatz zum alten asiatischen Lebenswissen, das zumindest einige Typen unterscheidet.

Wie kommen wir da heraus? Die Antwort ist ebenso einfach wie komplex: Befasse dich mit den Informationen, die wir für dich zusammengestellt haben, und mit anderen. Aber finde dann deinen eigenen Weg, indem du zu spüren lernst, was dir wirklich gut tut. Deine Naturintelligenz weist dir den Weg, wenn du ihr zuhörst. Bei jedem Bissen sendet sie dir Botschaften, die letztlich in einem gipfeln: ‚Was dir schmeckt und was dir auch danach im Bauch noch gut tut, das ist die Ernährung, die du brauchst!' Du bist ein Teil der Natur, und du bist einmalig. Und keine Wissenschaft und schon gar keine ebenso oberflächliche wie modische Ernährungsberatung kann dir dein Gefühl für dich selbst ersetzen.

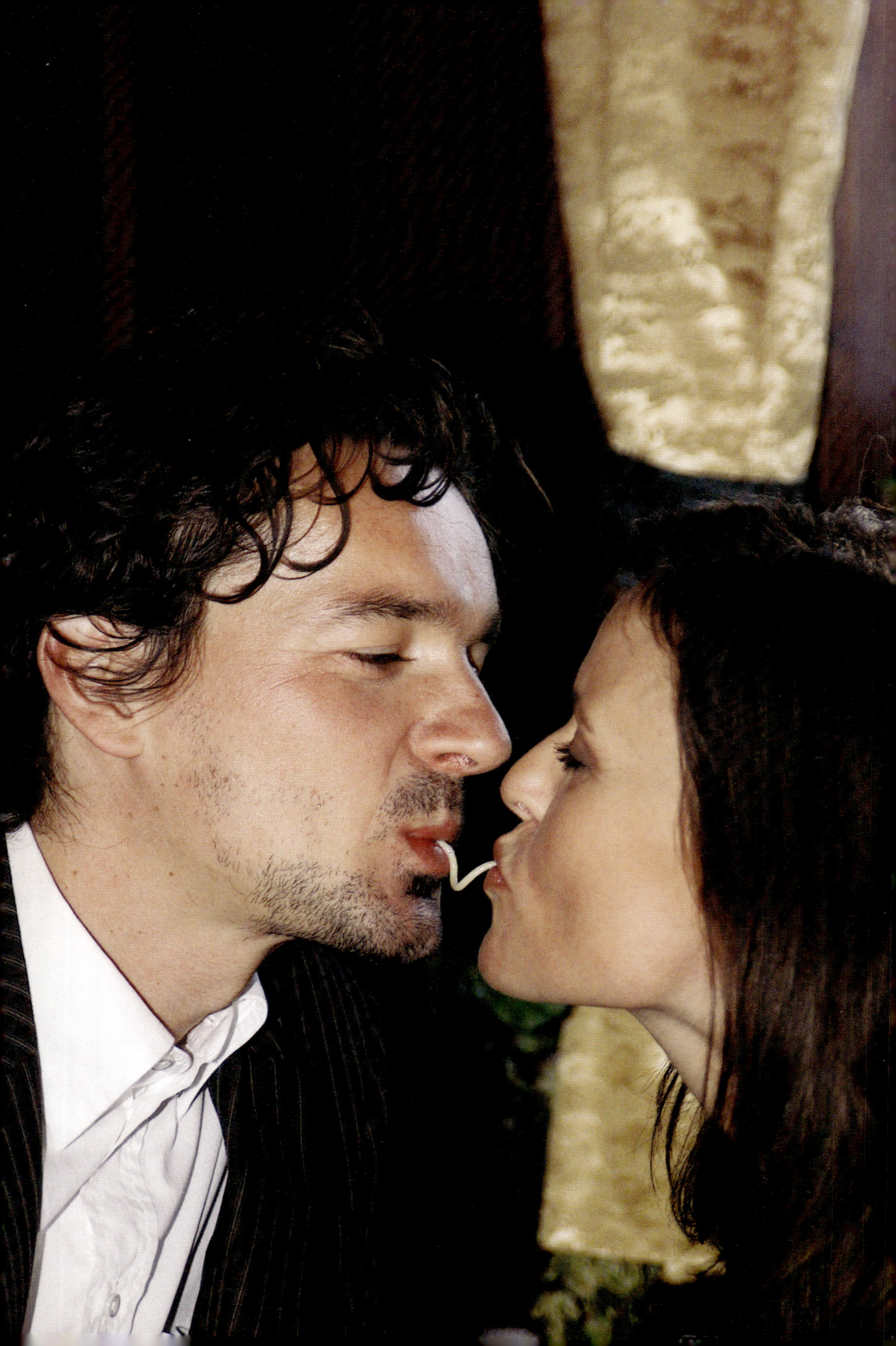

Liebe geht durch den Magen

Das ist ja bekannt: Sie kocht für ihn oder er für sie, weil sie einander mögen. Aber das meinen wir jetzt gar nicht. Wir sprechen in diesem Kapitel von deiner Selbstliebe. Diese drückt sich nicht nur darin aus, was du isst, sondern auch wie du speist.

Essen ohne Stress

Vielleicht hatte es einen tieferen Sinn, wenn Menschen früher ein Tischgebet sprachen: So kamen sie zur Ruhe. Und das mag unsere Biochemie: Essen in Ruhe. Nur so ist Genießen möglich, also das Ausleben einer Fähigkeit, mit der uns die Natur für unser eigenes Wohl ausgestattet hat. Wir sind vielleicht nicht auf der Welt, damit wir genießen, aber weil wir genießen. Weil gekonntes Genießen Wohlbefinden und schließlich Gesundheit schafft.
Wenn Menschen zusammenkommen, wird über das Essen vielleicht noch mehr geredet als über das Wetter. Dabei geht es aber fast immer nur um das ‚Was': Was hast du eingekauft? Was essen wir heute Abend? Willst du Kartoffeln oder Reis? Und selbst die Frage, wie etwas geschmeckt hat, bezieht sich in Wahrheit auf das ‚Was'. Viel zu wenig setzen wir uns mit dem ‚Wie' auseinander. Wie essen wir? Ja, vielleicht noch mit der Frage, ob der Tisch schön gedeckt ist oder das Restaurant eine angenehme Atmosphäre hat; doch das ‚Wie' im engeren Sinn des Wortes ist irgendwie ‚sprachlos'. Und das, obwohl die Art, wie wir essen, nicht weniger wichtig ist, als was wir essen.

Oma kochte für alle

Das waren halt noch Zeiten! Die Oma kocht, pünktlich zur Essenszeit versammelt sich die Familie um den Tisch, und es wird in Ruhe gegessen. Ein schönes Bild, vielleicht war es nie wirklich so, jedenfalls ist es vorbei. Heute ist wohl eher zu befürchten, dass du durch den Supermarkt hetzen musst, womöglich für den Großeinkauf einmal jede Woche, und dass sich das dann so weiterzieht, beim Kochen und beim Essen: hetzen, hetzen, hetzen. Viel besser würde es dir tun, in Ruhe öfter und kleinere Mengen einzukaufen, beim Einkaufen an das Kochen und das Essen denken zu können, immer wieder etwas auszuprobieren und dir etwas zu gönnen. Dieses so erzeugte Wohlgefühl kann sich dann beim Kochen fortsetzen, vielleicht sogar zu zweit; so können Einkaufen und Kochen beruhigen.

Sich dem Essen hingeben

Wenn es um das ‚Wie essen' geht, ist dies besonders wichtig: Essen ist für Körper, Geist und Seele etwas so Bedeutendes, dass du dich dem Essen hingeben solltest. Wie beim Sex. Wenn man sich ganz tief in beides hineindenkt, sind Parallelen zu erkennen. Essen und Sex sind nicht nur fundamentale Lebensäußerungen, es geht bei beidem letztlich auch um etwas Ähnliches: um den Austausch von Leben zur Erhaltung des Lebens; Kommunikation mit dem Ganzen im Dienste des Ganzen. Es ist klar, dass etwas so Über-Lebenswichtiges nur gelingen kann, uns also nur dann wirklich gut tun kann, wenn wir darin aufgehen.
Praktisch heißt das zum Beispiel: Nicht im Stehen hinunterschlingen, sondern im Sitzen tafeln; ohne Zeitung oder Fernsehen, das blockiert das Spüren; in Ruhe riechen, schmecken, kauen, genießen; nachher nicht sofort aufspringen, sondern noch ein paar Minuten sitzen bleiben, ausspannen und so seine ganze Energie in die Verdauung strömen lassen. Von den diesbezüglichen Segnungen eines kurzen Mittagsschläfchens wollen wir gar nicht reden: Wer kann das heute noch?! Es soll im fernen Amerika Firmen geben, welche die Mittagsruhe für ihre Manager und Kreativen verpflichtend gemacht haben, weil diese dann mehr leisten können. Wir empfehlen dir, wenn du mittags nicht schlafen kannst, nach dem Essen einfach in Ruhe etwas ‚nachzusitzen'. Außer du bist gewohnheitsmäßig eher ein ‚träger' Typ, dann solltest du einen Mittagsspaziergang unternehmen.

„Gut gekaut ist halb verdaut“

Der weise alte Oma-Spruch. Aber seien wir ehrlich: Gestresst, wie wir sind, essen wir oft zu schnell, zu hastig, wir nehmen zu große Bissen, alles Ausdruck unserer inneren Unruhe. Wenn das häufig vorkommt, verfestigt es sich leider und wird zur Gewohnheit. Wir werden dann auch zu schnell essen, wenn wir eigentlich Zeit hätten. Langsam essen hat für unsere Biochemie zwei große Vorteile: Erstens kauen wir die Speisen dann so, wie das unsere innere Küche von uns erwartet. Wir zerkleinern das Essen sorgfältiger, und wir speicheln es besser ein; beides entlastet Magen und Darm. Der zweite Vorteil hängt mit den Sättigungssignalen zusammen. Wer schnell isst, merkt zu ungenau und zu spät, dass er eigentlich schon genug hat. Der Körper braucht einfach etwas Zeit, bis er die Botschaft ‚ich bin satt‘ nach oben funkt. Schnellesser sind außerdem meistens Leute, die sich dem Essen nicht so richtig hingeben und daher für die Sättigungsbotschaft besonders wenig sensibel sind. Bis sie die Signale zur Kenntnis nehmen, haben sie schon wieder einen halben oder ganzen Teller zu viel hinuntergeschlungen. Das überlastet den Körper und schadet der Linie.

Kleinere Portionen

Die Nachkriegsgeneration musste den Teller leer essen, weil alles knapp war. Später hieß es dann: ‚Iss deinen Teller leer, woanders hungern die Kinder.‘ Viele haben das so verinnerlicht, dass sie es nicht mehr ablegen können. Sie sind nicht satt, wenn diese Botschaft von unten kommt, sondern wenn der Teller zusammengeputzt ist. In Wohlstandszeiten ist das eher verhängnisvoll, weil es immer zu viel gibt. Das macht nicht nur dick, es schädigt auch die Verdauung, weil der Darm zu große Portionen nicht ordentlich verarbeiten kann. Unordentlich verarbeiten heißt: Zersetzung, Gärung und Fäulnis. Dies macht sauer; nicht gut fürs Wohlbefinden.

Das zwanghafte Aufessen ist in den letzten Jahren zu einem noch größeren Problem geworden, weil alles größer geworden ist: Nicht nur die Menschen, die Wohnungen und die Autos, auch die Packungen in den Supermärkten, die Portionen in den Restaurants vom Schnitzel bis zu den Eiskugeln, ja selbst die Teller haben heute fünf Zentimeter mehr Durchmesser; vom ‚bigger than big‘ beim Fastfood ganz zu schweigen. Das ist ein weiterer Grund, warum heute so viele Erwachsene, aber auch Kinder dicker sind als früher. Sie essen nicht nur mehr, sie sollen offenbar auch mehr essen. Und wir Menschen tun das auch noch gern, weil unser genetisches Programm zugreifen will, wenn uns mehr angeboten wird; es könnten ja schlechtere Zeiten kommen. Und dabei haben wir dann im Supermarkt und im Restaurant auch noch das belohnende Gefühl, für unser Geld etwas bekommen zu haben.

Den Durst vorher löschen

Diese Empfehlung schließt an das Vorherige an: Wenn du beim Essen literweise Flüssigkeit in dich hineinschüttest, wird die Körpersaftmischung im Bauch verdünnt und die Verdauung behindert. Daher: Gegen den Durst vor dem Essen trinken, in der Viertelstunde vorher besser nicht mehr und eine Stunde danach auch noch nicht. Was du dann zum Essen trinkst, sollte ein die Verdauung förderndes Genießen sein: etwas Wein zum Beispiel, etwas Wasser, etwas Bier oder Tee. Diese Mengen sind so klein, dass sie auch ruhig gekühlt sein können, was beim Wassertrinken gegen den Durst nicht zu empfehlen ist.

Drei- bis viermal regelmäßig

Deine Biochemie mag Regelmäßigkeit. Unregelmäßigkeit belastet sie. Wiewohl wir ergänzen wollen, dass auch hier das richtige Maß gefragt ist: Regelmäßigkeit darf nicht zur lebensfeindlichen Versteinerung ausarten. Aber beim Essen kann davon heutzutage wohl kaum die Rede sein. Am besten wären drei Mahlzeiten, wobei die mittlere die ausgiebigste und die letzte die sparsamste und leichteste sein sollte; nachts ist der Körper nicht auf Verdauung eingestellt. Keine Rohkost ab dem späteren Nachmittag. Wenn dir nach Obst ist, iss dann lieber Kompott oder Apfelmus. Auch den Schweinsbraten verträgst du zur Tagesmitte viel besser als abends. Manche Menschen essen zu oft. Das kann, muss aber gar nicht zu viel bedeuten. Das Problem liegt woanders: Wer zu oft isst, mischt im Bauch ständig Unverdautes mit Halbverdautem, wodurch ein ziemliches Durcheinander entsteht; die Verdauung, ein komplizierter biochemischer Vorgang, wird gestört, Blähungen und schlechter Stuhl sind die Folge. Du solltest also vor jedem Essen in dir ein gewisses Gefühl der Leere spüren, nicht gerade einen nagenden Hunger, aber doch die Bereitschaft des Darmes, wieder Essen aufzunehmen. Auch die Verdauung braucht Zeiten der Ruhe und Regeneration. Wenn du dennoch eine Zwischenmahlzeit einschieben willst, dann am besten Obst oder Gemüse,

vielleicht sogar gekocht, dann ist es leichter; eher keine Eiweißspeisen und eher keine Kohlenhydrate.
Noch ein Wort zum Frühstück: Ist es nicht seltsam, dass die meisten von uns am Morgen immer das Gleiche essen, sonst aber eher Abwechslung wollen? Wir wissen nicht genau warum. Der Tagesanfang ist ja in vielem hoch ritualisiert: Vielleicht gibt uns das Sicherheit in den Tag hinein. Dennoch lohnt es sich, wenn du auch beim Frühstück in dich hineinspürst und ein wenig herumexperimentierst: Auf diese Weise wirst du Neues entdecken.

„So kündigt mich mein Chef!"

So hat vor kurzem ein viel beschäftigter Wirtschaftsmann reagiert, als Helmut in einem Seminar über das ‚Wie' beim Essen erzählte. Ja, lieber Wirtschaftsmann, wir wissen, du hast einen stressigen Job, der eine so wohltuende Einteilung, wie wir sie eben beschrieben haben, einfach nicht zulässt. Daher ein paar Tipps, wie du dir dennoch das Leben leichter machen kannst:
Wenn du früh startest und daher erst in der Firma frühstücken kannst, mach das nicht während eines Arbeitsgesprächs oder neben dem Telefonieren; nimm dir täglich zur gleichen Zeit eine Viertelstunde, in der du isst, das muss doch drinnen sein. Regelmäßig zur gleichen Zeit, also ein Miniritual, hilft auch dir, ein bisschen Ruhe zu finden, und sei es nur für diese paar Essminuten. Du brauchst diese Ruhe fürs gute Kauen, sie leitet deine Energie in den Darm, und sie entspannt dich auch mental über diese Frühstückspause hinaus. Und nach dem letzten Bissen nicht gleich aufspringen, sondern noch etwas verweilen; oder gar ein paar Schritte machen.
Vielleicht gelingt es dir in deinem stressigen Job auch nicht, das Mittagessen zur Hauptmahlzeit zu machen, und es bleibt beim Abend. Dann setze das Abendessen möglichst früh an. Und vor allem: Bleib nachher nicht im Sessel kleben, sondern mach einen Spaziergang an der frischen Luft; und seien es nur zehn Minuten. Das tut deinem Kreislauf gut, und es ist eine Botschaft an den Darm: ‚Noch gehen wir nicht ins Bett, Arbeit nicht einstellen, bitte weiter verdauen.'

Mit allen Sinnen essen

Essen sollte nicht nur gut riechen und schmecken, auch das Auge sollte sich daran erfreuen können. Das leuchtet uns allen noch so einigermaßen ein. Aber was ist mit den anderen Sinnen? Mit den Ohren und dem Tastsinn? Wir sagen: Sinnlichkeit ist ungeteilt. Und du kannst, wenn es passt, ruhig auch die Hände nehmen und so die Speisen ‚begreifen', etwas ganz Ursprüngliches und daher Urbedürfnisse Befriedigendes. Fred Feuerstein hat immer so gegessen, unser Besteck ist ja erst ein paar tausend Jahre alt, die Gabel sogar erst ein paar hundert. Übrigens: Der taktile Reiz beim Essen mit den Fingern ist eine zusätzliche Anregung für die Biochemie und daher günstig, um appetitlose Kinder, aber auch Erwachsene zum Essen zu verführen. Mehr Sinne senden einfach mehr Botschaften als weniger. Und zur Abwechslung ist es gerade für Kinder auch noch lustig und daher zusätzlich anregend.

Und was ist mit dem fünften Sinn, dem Ohr? Klingt für das Essen etwas weit hergeholt, ist es aber nicht. Wie schön kann ein Apfel oder eine Karotte beim Hineinbeißen krachen! Oder denk an die anregenden Geräusche aus der Küche: schneiden, klopfen, braten, brutzeln; oder an das schöne Glucksen, wenn ein guter Wein eingeschenkt wird; oder an die beruhigende Hintergrundmusik, die ein Essen verschönern kann. Oder, oder, oder. Je mehr du das Essen mit allen Sinnen genießen kannst, desto mehr trittst du in einen fruchtbaren Dialog mit dir selbst: Du führst dir dann nicht nur Brennstoff zu, vielmehr schenkst du dir auch Lebenslust und Wohlbefinden, also Nahrung für deine Seele. Und du wirst dadurch sensibel genug, die Botschaften deines Körpers – ‚das tut mir gut' oder ‚das nicht' – besser wahrnehmen und annehmen zu können.

„Ich genieße, also bin ich“

So ähnlich soll vor ein paar hundert Jahren die wichtigste Erkenntnis des berühmten französischen Philosophen René Descartes gelautet haben. Kein Wunder: Wenn wir nach Frankreich blicken, fällt uns auf, dass viele Menschen kultivierter essen. Ebenso in Italien. An dieser Küche gefällt uns besonders, dass nicht alles durcheinander gegessen wird. Das hat etwas für sich, wie jeder erfahren hat, der öfters im Süden speist. Und es ist daher wohl kein Zufall, dass dieses Beispiel auch bei uns Schule macht. Ein typisches Menü: Rohkostsalate und Ähnliches zuerst, weil das schnell durchrauscht; dann vielleicht eine Suppe oder einen anderen kleinen Zwischengang; schließlich die Hauptspeise mit einer oder keiner Beilage; und zum Schluss eine kleine süße Nachspeise. Eine bekömmliche Reihenfolge.

Genießen hat viel mit Zeitgefühl zu tun. Zu dieser Art zu essen gehört daher auch der richtige Rhythmus: einerseits Pausen zwischen den Gängen, andererseits aber auch nicht endloses Warten auf den nächsten Gang. Das ist keine Frage der Uhr, jeder spürt das richtige Maß. Wenn es eingehalten wird, fühlen wir uns wohl. Und das ist Esskultur. In Frankreich kann man in Restaurants bestaunen, wie sehr das schon Kinder verinnerlicht haben; von zu Hause aus und durch das französische Erziehungswesen, dem Esskultur im Gegensatz zu unseren Schulen seit jeher ein Anliegen ist.

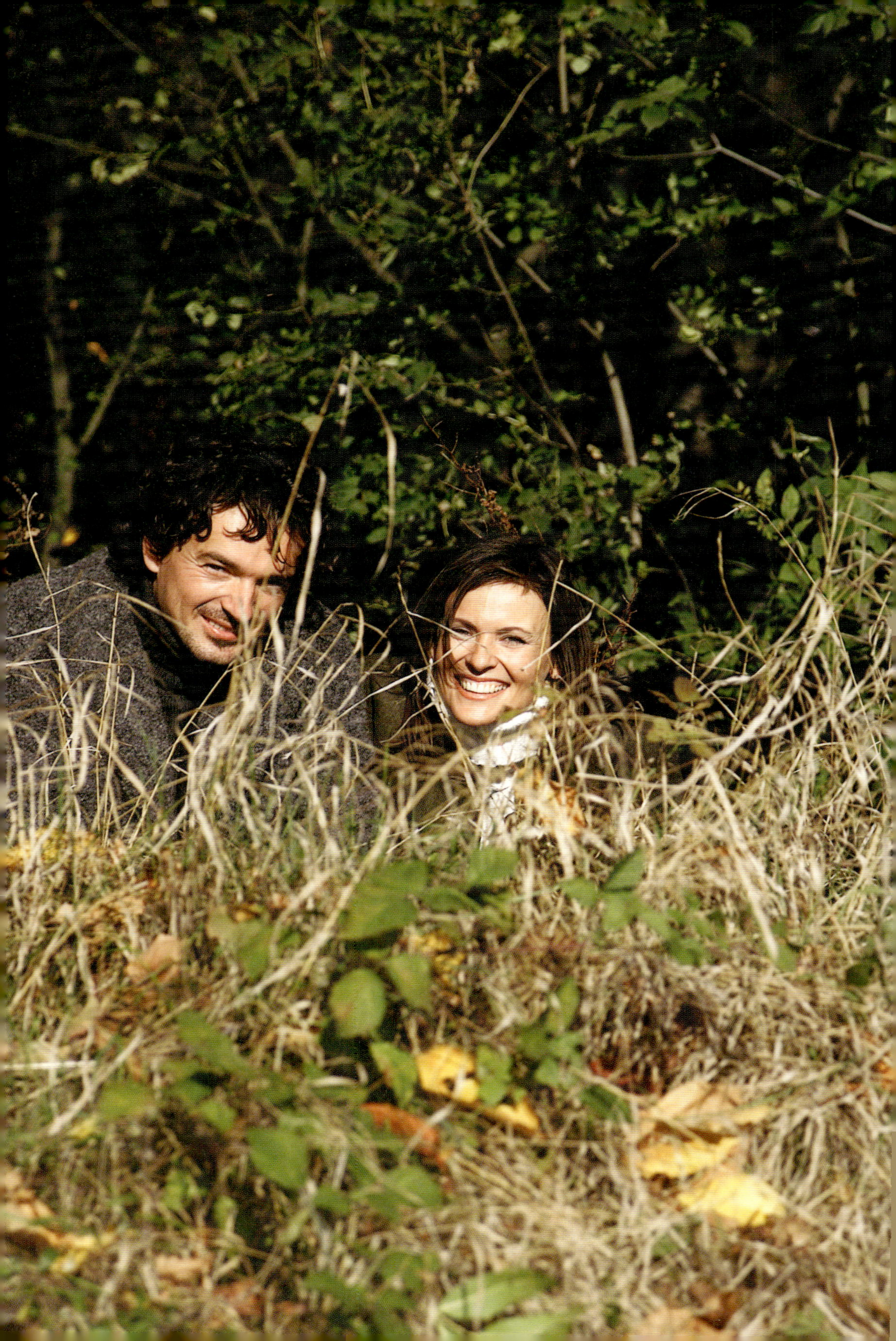

Vom Unaussprechlichen

Was unten rauskommt, sagt viel darüber aus, ob oben das Richtige reingekommen ist und wie es drinnen aussieht. Lektor Horst an Autoren: „Über ‚SO ETWAS' solltet ihr drei nicht schreiben! Das ist ‚PFUI'!"

Ein Tabu? Bitte nicht!

Ärzte kennen das: Weil die Patienten gern herumdrücken, mit Worten meinen wir, fragen sie die Leute mit Hilfe einer Checkliste so, dass nur mit ‚ja' oder ‚nein' geantwortet werden muss. Wohl wissend, dass wir dir gleich einiges zumuten, wollen wir das Thema hier aber ganz direkt angehen. Bitte vertraue uns, wir tun es nicht aus Lust am Tabubruch, sondern für dein Wohlbefinden. Wir hegen nämlich die Hoffnung, dass unsere unvornehme Ausdrucksweise dazu führt, dass du dir unsere Weisheiten leichter merkst. Und weil der Zustand deines Stuhls ein Warnsignal sein kann, so wie der Schmerz eines ist.

„Ihr lieben kleinen Mikrobenfreunde!"

So ähnlich könnte ein Brief in unser Inneres beginnen. Und dann: „Wir wollen euch einmal Abbitte leisten für die Ignoranz, mit der wir Menschen euch behandeln. Verzeiht uns, wir wissen ja kaum, dass es euch gibt, weil ihr von klein auf totgeschwiegen werdet. Und das, obwohl wir ohne euch gar nicht leben könnten, leisten doch Milliarden und Abermilliarden von euch Mikrowinzlingen in unserem Darm harte Verdauungsarbeit. Zwei Kilo sollt ihr gemeinsam wiegen, hat jemand ausgerechnet, und ihr rackert auf einer Darmfläche, die bis zum letzten Fältchen ausgezogen die unglaubliche Größe von zwei Tennisplätzen hätte. Klar, wie solltet ihr sonst die Nahrungsmengen, die wir euch zumuten, in unendlich viele Kleinstportionen verarbeiten und an das Blut weiterreichen können.

Natürlich haben wir auch keine Ahnung, dass die Darmflora, wie wir euch blumig umschreiben, wie der Fingerabdruck bei jedem Menschen anders ist. Schließlich habt ihr euch schon in unserem Babyalter langsam aufgebaut, ganz auf unsere persönlichen Bedürfnisse abgestimmt, also auf die Kinderspeisen,

die man uns damals zu futtern gab, und auf die Keime aus unserer Umgebung. Was auch einer der Gründe dafür ist, dass es keine für jeden gleiche Idealernährung geben kann. Und ebenso wenig ist uns klar, dass ihr euch unser ganzes Leben lang ständig erneuert, damit ihr fit für uns bleibt, und dass wir daher bei jedem großen Klobesuch Millionen mal Millionen von euch hinunterspülen. Auch das hat ein Fäkalienforscher gewogen: Kaum zu glauben, aber ein Drittel unseres Stuhles soll nur aus euch bestehen.
Nach allem, was ihr für uns tut, wäre es nur fair, würden wir euch als Partner begreifen und euch dementsprechend gut behandeln, also uns so ernähren, dass wir euch die Arbeit nicht unnotwendig schwer machen. Wir versprechen Besserung. Wieder einmal."

Täglich wohlgeformt und duftend

So sollte unser Stuhl sein. Und wenn er so ist, geht es deiner Biochemie jedenfalls nicht schlecht. Was ‚täglich' heißt, ist klar; bei vielen Menschen ist es aber nicht so, sie sind oft tagelang verstopft. Das kann mit dem Essen zu tun haben: Viele Dauerverstopfte sind ständig angesäuert, daher sollten sie mehr Wasser trinken. Es kann aber auch mit der Nichtbewegung zu tun haben. Oder mit dem Seelenleben. Wieder einmal hängt alles mit allem zusammen. Wenn wir ‚wohlgeformt' definieren müssten, würden wir sagen: in der Konsistenz etwa mittelweich; und in der Form nicht so wie bei den Hasen oder Ziegen, aber auch nicht so wie bei den Kühen. Du weißt schon, was wir meinen. Übrigens: Bei anhaltenden Bleistiftformen ab zum Arzt. Mit dem besonders provokanten Wort ‚duftend' meinen wir schließlich: Der Stuhl darf nicht ‚übel riechen' oder gar ‚ekelig stinken'. Das könnte er zum Beispiel, wenn du zu viel Fleisch isst. Du bevorzugst dann die für die Eiweißverarbeitung zuständigen Darmbewohner; das gefällt aber den anderen nicht, und die Sache beginnt zu stinken.

Und die Farbe?

Wir wollen keine Farbkarte abdrucken, das hängt ja auch davon ab, was du gegessen hast. Klar ist aber, der Stuhl darf kein rotes Blut enthalten: Das könnte Hämorriden oder eine Erkrankung des Enddarmes signalisieren. Und kein schwarzes Blut: Das könnte etwas mit dem Magen zu tun haben. In beiden Fällen zum Arzt gehen! Eine Schleimbeimischung kann auf eine Entzündung im Darm hindeuten: Beobachten und, wenn es anhält, auch zum Arzt. Ebenso bei anhaltendem Durchfall oder ‚spritzenden Stühlen'. Wenn du immer wieder Unverdautes im Stuhl siehst, kann dein Darm mit dem, was du ihm gibst, nicht so recht umgehen: Du solltest deine Speisekarte ändern.

Reiseverstopfungen

Diese kommen vor, weil der Körper die Veränderungen des gewohnten Trotts als Stress wahrnimmt, und Stress kann Durchfall oder Verstopfungen auslösen; beim Reisen eher Letzteres. Normalerweise pendelt sich das in zwei oder drei Tagen von selbst ein. Also nicht gleich Abführpillen nehmen: Diese machen den Darm nur träge, und daher kannst du irgendwann ohne sie überhaupt nicht mehr. Wenn du zur Reiseverstopfung neigst, kannst du deinen Körper aber anders unterstützen: Das Essen nicht zu stark ändern und viel Wasser trinken, also sozusagen Einläufe von oben machen. Wasser und Bewegung machen dem Darm Beine.

Wenn die Winde wehen

Auch so eine Tabuzone. Obwohl jedem gesunden Menschen jeden Tag eine größere Zahl von Kleinwinden entweicht, viele auch von dir selbst unbemerkt. Sie stinken nicht und stören daher niemanden. Aber es gibt auch die anderen: die großen und stinkenden. Diese sind Hinweise darauf, dass die Verdauung nicht erstklassig läuft, weil du etwas nicht verträgst. Zu viel Fleisch? Zu viel Rohkost, ganz besonders abends? Zu schweres Essen, zum Beispiel schweres Vollkorn? Du solltest die Ursache suchen, indem du genauer beobachtest, wie deine Darmbewohner auf die verschiedenen Speisen reagieren.

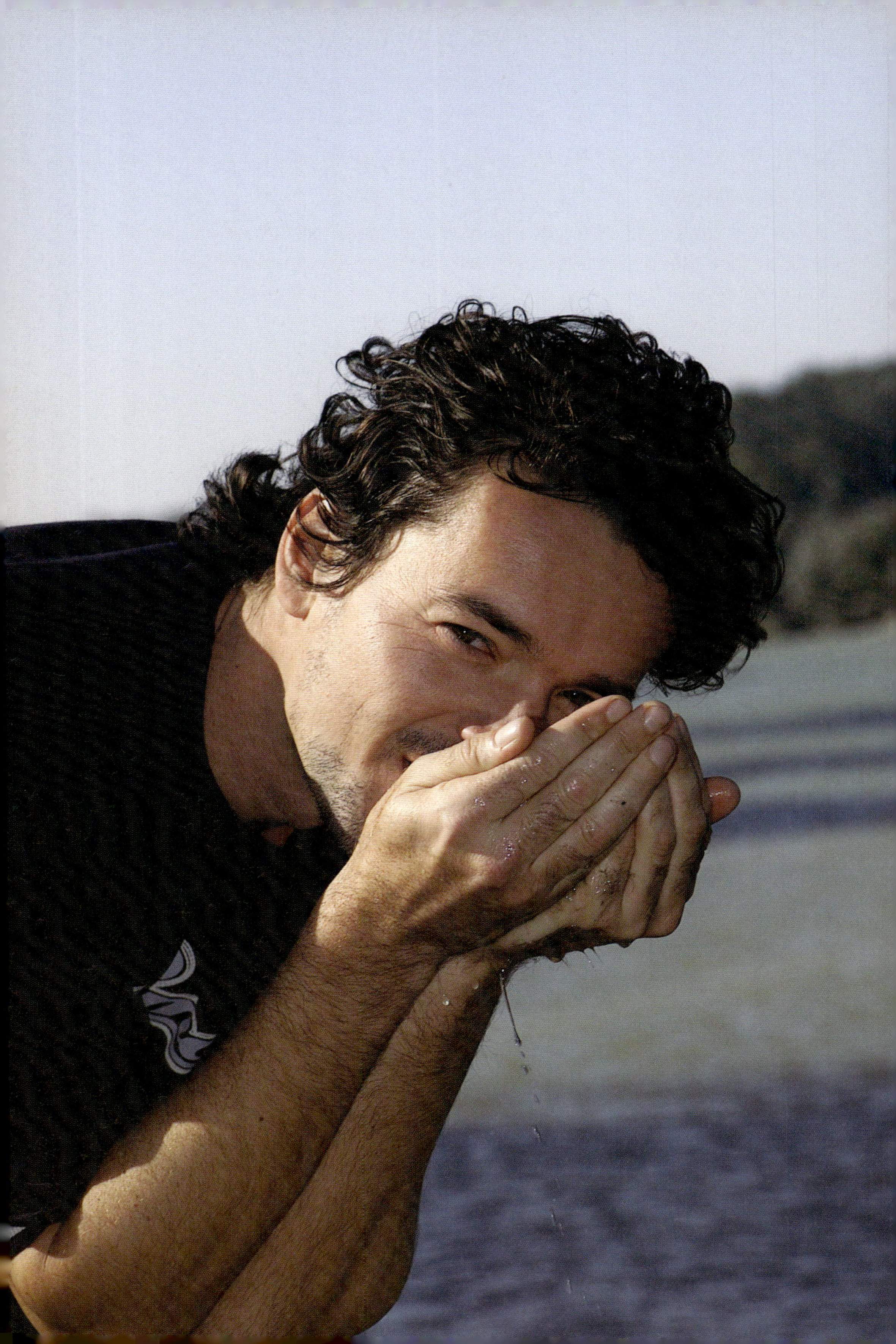

Wasser ist zum Naschen da

Den ganzen Tag vor sich hin naschen, jede halbe Stunde zugreifen, und ganz ohne schlechtes Gewissen ... schade, dass es keine Sünde ist, Wasser zu trinken. Wie gut würde es schmecken!

Wasser ist Leben – Leben ist Wasser

Eine geheimnisvolle Parallele: Die Erde ist zu mehr als zwei Dritteln mit Ozeanen bedeckt, und mehr als zwei Drittel des Menschen sind Wasser. Zufall? Jedenfalls ist Wasser der Urstoff des Lebens, und es gibt keinen Lebensvorgang, der nicht vom Wasser abhängt, rund um den Globus ebenso wie im menschlichen Körper. Wasser ist unentbehrlich für die Arbeit der Körperzellen, für den Transport von Nährstoffen und Sauerstoff und zum Ausspülen von Schadstoffen. Nur wenn der Körper genügend Wassernachschub bekommt, bleibt das Blut so dünnflüssig, wie es sein soll. Wenn es dickflüssig wird, kann es die Transportflotte mit den verhältnismäßig großen roten Blutkörperchen nur mit Mühe bewegen. Resultat: Kopfschmerzen, Muskelverspannungen, Müdigkeit, Antriebslosigkeit, Gelenksbeschwerden; ganz abgesehen von den tödlichen Gefahren, welche vor allem ab einem bestimmten Alter mit dickem Blut einhergehen: Herzinfarkt und Gehirnschlag. Und daher sollen wir unseren Körper flüssig halten. Wenn dein Blut zu dick wird, spürst du das, es kann nur sein, dass du die Zusammenhänge nicht erkennst: Du wirst müde und unkonzentriert, weil dein Gehirn ‚antrocknet' und weil deine Zellen zu wenig Sauerstoff bekommen. Und es können dich viele andere Beschwerden zwicken, aber du denkst nicht an Wassermangel.

Morgenstund' braucht was im Mund?

Was solltest du morgens als Erstes tun? Ja, dich strecken; und dann? Aufstehen, ja klar; und dann? Wir sagen es dir: Trinken! Trinken! Als Erstes, und noch vor allem anderen! Am besten Wasser, höchstens einen ganz dünnen Tee, und nichts Eiskaltes, zimmerwarm oder lauwarm ist am besten. Mindestens einen Viertelliter, und dann noch vor dem Frühstück einen zweiten

Viertelliter. Dann hast du gerade einmal die Flüssigkeit ersetzt, die du in der Nacht ausgeatmet hast und die deine zwei Millionen Schweißdrüsen hinausgeschwitzt haben. Aber auch nur, wenn du nicht besonders viel geschwitzt hast: Du kannst in einer Nacht auch einen ganzen Liter verlieren. „Ich trink' doch eh Kaffee beim Frühstück", hören wir dich vielleicht sagen. Ja, aber Kaffee ist kein Durstlöscher, sondern ein Genussmittel. Deinem Körper liefert er kein lebenserhaltendes Wasser. Ganz im Gegenteil, für die Verarbeitung von Kaffee muss er Flüssigkeit zuschießen; Kaffee dehydriert. Daher wird in den traditionellen Wiener Kaffeehäusern zum Kaffee ein Glas Wasser serviert.

Schon der Embryo tut es

Unser Körper verliert ständig Wasser über die Ausscheidungsorgane, die Haut und durch das Atmen. Daher müssen wir laufend Wasser aufnehmen, sonst riskieren wir Gesundheit und Wohlbefinden. Als Embryo im Mutterleib war uns das noch ganz selbstverständlich, und wir haben in kleinen Babyschlucken immer wieder am Fruchtwasser genippt. Später verlieren jedoch viele das Gefühl dafür und trinken zu wenig. Sie trinken nur, wenn sie Durst haben. Durst ist aber nur ein Notsignal, so wie der Schmerz; wenn der Durst sich meldet, bist du längst im Wassermangel.
Ständiges Trinken muss man sich regelrecht angewöhnen, sich ein Trinkritual zulegen. Denn der bloße Trinkvorsatz im Kopf wirkt zu schwach; du würdest ihn wie manch andere gute Vorsätze immer wieder vergessen. Am besten funktioniert es, wenn du überall dort, wo du dich aufhältst, am Arbeitsplatz oder daheim, Wasserflaschen oder Wasserkrüge und Gläser aufstellst. Und wenn du unterwegs bist, Wasserflaschen mitnehmen. Und diese vor deinen Augen so platzieren, dass du immer daran erinnert wirst, das ist ganz wichtig: in mehreren Räumen, im Auto, in der Handtasche. Scheue dich nicht vor diesen Demonstrationen: Wassertrinken beginnt langsam ‚in' zu werden, ganz anders als früher. Seltsamerweise meinten damals sogar Wissenschaftler, sparsames Trinken sei der Gesundheit zuträglich, weil es die Nieren entlaste. So ein Blödsinn. Das Gegenteil ist wahr.

Wasser, Wasser, Wasser

Das ging wohl auch schon aus den letzten Absätzen hervor: Von allen Getränken hat der Körper Wasser am liebsten, dann kommt lange nichts. Gut, wenn es sein muss, kannst du dann und wann zur Abwechslung zehn Prozent Fruchtsaft beimischen, am besten selbst gepresst, oder ein wenig Kräutertee ohne Zucker; aber diese Zumischungen immer wieder wechseln. Schwarzer Tee, Kaffee, alkoholische Getränke und Energydrinks sind Genussmittel. Genieße sie also in Maßen, wenn sie dir schmecken, aber sie führen dem Körper kaum verwertbare Flüssigkeit zu. Limonaden tun das vielleicht, aber sie enthalten sehr viel Zucker, du solltest sie gar nicht trinken oder nur in kleinen Mengen genießen; sie machen dick. Reine Fruchtsäfte und Gemüsesäfte taugen auch nicht als Flüssigkeitsnachschub, trink auch davon keine rauen Mengen. Und Milch ist ein Nahrungsmittel zum ‚Essen' und nicht zum Trinken. Und das Wasser in den Speisen? Diese bestehen tatsächlich zum Teil auch aus Wasser. Rekordhalter ist die Gurke mit 97 Prozent, auf der anderen Seite liegen Nüsse mit nur fünf Prozent. Aber denk an das geringe Volumen deiner Speisen, sehr viel Wasser nimmst du so nicht auf.

Quellwasser, Brunnenwasser, Leitungswasser, Tafelwasser

Am besten wäre reines Quellwasser aus den Bergen. Es enthält wertvolle Mineralstoffe, und seine energetischen Schwingungen sollen jenen unseres Blutes am nächsten kommen. Wahrscheinlich bist du aber nicht Heidi und wohnst daher nicht neben einer Bergquelle. Macht nichts: In Mitteleuropa gibt es in vielen Gegenden gutes oder sogar sehr gutes Brunnenwasser oder Leitungswasser. Jedenfalls viel häufiger, als es die besorgte Miene mancher Wirte vermuten lässt, wenn du im Gasthaus zum Essen Leitungswasser bestellst; übrigens ganz im Gegensatz zu den Tavernen im Süden, in denen die Wasserkrüge zur Tischkultur gehören. Und solltest du in einer Gegend leben, wo das Leitungswasser wirklich zu wünschen übrig lässt, kannst du Tafelwasser kaufen; das ist Leitungswasser aus dem Supermarkt. Wenn du in einem alten Haus mit Bleirohren wohnst, lass von einem Labor überprüfen, ob du es trinken kannst. Übrigens: Je mehr das Wasser in Bewegung ist, desto weniger Fremdstoffe kann es aus den Rohren aufnehmen. Lass es daher vor allem am Morgen etwas vorlaufen, bevor du Krug oder Flasche füllst. Viele Leute wissen auch nicht, dass irgendwo in ihrem Keller ein Wasserfilter vor sich hin schmutzt, weil er seit Jahren nicht mehr gewartet wurde: Das ist ein Gesundheitsrisiko, ein größeres, als wenn du das Wasser ohne Filter trinkst. In unseren Breiten sind diese Filter meistens überflüssig.

Mineralwasser und Heilwasser

Diese Wässer sind vor Jahrzehnten oder Jahrhunderten als Regen gefallen, durch verschiedene Erdschichten weit hinuntergesickert und haben dabei mehr Mineralien und Spurenelemente aufgenommen als normales Wasser; die Grenzen sind fließend. Beim Mineralwasser werden diese Inhaltsstoffe genau festgestellt, und sie müssen in einer konstanten Zusammensetzung vorhanden sein. Wenn du Mineralwasser trinken willst, wechsle es immer wieder, damit du eine möglichst große Vielfalt an Inhaltsstoffen aufnimmst. Wir wollen dir auch gar nicht diesen oder jenen Inhaltsstoff empfehlen, weil sich die Vorstellungen darüber, was wertvoll ist und wie viel davon, immer wieder ändern. Gegenwärtig ist Magnesium in Mode, in ein paar Jahren wird es ein anderes Element sein. Dem Mineral- oder Tafelwasser kann bei der Abfüllung Kohlensäure zugesetzt werden. Es wäre aber nicht vernünftig, den täglichen Wasserbedarf damit zu decken. Kohlensäurewasser kann dich aufstoßen lassen, im Darm kann es Blähungen erzeugen, und chemisch fördert es die Übersäuerung des Körpers. Manche Menschen vertragen es ganz gut, andere weniger oder gar nicht. Wir schlagen dir vor, Wasser mit Kohlensäure so zu behandeln wie Wein oder Kaffee, nämlich als Genussmittel.

Drei Liter englischer Landregen

Und nach dem ‚Was' kommen wir jetzt endlich zum ‚Wie viel'. Merksatz: Der erste Liter dient dem Überleben, der zweite hält dich gesund, und der dritte stärkt dein Wohlbefinden. Also über den ganzen Tag verteilt zwei bis drei Liter trinken, wenn dir danach ist auch mehr; auf jeden Fall mehr bei eiweißreicher Ernährung, bei Hitze, Sport oder in größeren Seehöhen. Oder wenn du zum Beispiel in die Sauna gehst; bei zwei Aufgüssen kannst du bald einen Liter Flüssigkeit verlieren, das sind drei Prozent deines inneren Meeres. Und vielleicht auch etwas mehr trinken, wenn du ein Mann bist: weil du im Allgemeinen größer und schwerer bist als eine Frau. Und weil du mehr Schweißdrüsen hast als das weibliche Geschlecht, damit du ein guter Steinzeitjäger hättest werden können.
Schütte das Wasser nicht literweise auf einmal in dich hinein. Verteile es über den Tag und trinke es Schluck für Schluck, ohne dabei außer Atem zu kommen. Dein Körper will langsam bewässert werden, wie durch einen angenehmen englischen Landregen; denke an den schönen Rasen. Das mag auch der Bruder Körper; es hält ihn immer schön feucht, ohne ihn zu überschwemmen. Trinken wie ein Wüstenregen, also selten, plötzlich und viel, dann aber lang wieder nichts – bitte nicht. So ein Wüstenregen ist kein wirklicher Segen, er macht alles kaputt. Die Erde kann ihn nicht aufnehmen, und er rinnt daher sofort durch, das Land bleibt trocken. So ähnlich wär's auch bei dir. Und wie bei einem ordentlichen Landregen sollte das Wasser auch nicht saukalt sein, sondern mindestens Zimmertemperatur haben. Kaltes reduziert deine Energie, und wenn das Wasser eiskalt ist, schockt es deine Innereien.

„Hilfe, ich will nicht dauernd ‚müssen' müssen!"

Aufs Klosett nämlich. Das müsstest du jedenfalls beim Wüstenregentrinken, weil du das Wasser nicht aufnehmen kannst und es durchschießt. Beim englischen Landregen ‚musst' du natürlich auch öfter, als wenn du dich austrocknen ließest, aber weniger als beim Wüstenwolkenbruch. Davon abgesehen: Deine Nieren mögen es, wenn sie laufend etwas zu tun haben, und die Blase gewöhnt sich daran, sie wird trainiert. Der Körper wird also gut damit fertig. Vielleicht muss halt dein Kopf Lösungen finden, wenn du wirklich öfter ‚müssen' musst. Deine diesbezüglichen Befürchtungen sind nämlich ein reines Zivilisationsproblem: Seit wir nicht mehr immer und überall ‚dürfen', und das ist erst ein paar hundert Jahre her, bleibt uns nichts anderes übrig, als damit irgendwie umzugehen.

Antreten zur Pinkelprobe

Um den Zustand eines Patienten einzuschätzen, haben Ärzte in früheren Zeiten den Urin angeschaut, daran gerochen und sogar davon gekostet. Letzteres brauchst du nicht, aber anschauen solltest du ihn schon: Je dunkler dein Urin, desto weniger gut bist du mit Wasser versorgt. Der Körper spart dann mit der Wasserabgabe, und deine Nieren mischen mehr Giftstoffe bei, als es deiner Blase auf Dauer zuträglich ist. Wie eine schlecht gespülte Kläranlage sind dann die Nieren und die Blase immer leicht vergiftet. Je heller hingegen, desto besser. Das zeigt an, dass deine Kläranlage in Schuss ist, so gut, dass kaum mehr etwas nachkommt. Wenn der Urin am Morgen sehr gelb ist und womöglich auch noch streng riecht, dann hast du am Vortag zu wenig getrunken. Harn sollte eigentlich nie streng riechen, sonst stimmt etwas nicht, vor allem wenn das regelmäßig vorkommt. Wir sagen ‚streng riechen', weil Harn auch ‚nicht streng riechen' kann, nämlich nach bestimmten Speisen, beispielsweise Spargel oder Kaffee; das ist völlig in Ordnung. Nicht mehr ganz junge Menschen können übrigens auch an ihrer Hautspannung erkennen, ob sie ausreichend Wasser in sich haben: Auf dem Handrücken die Haut zusammenzwicken – wenn diese nach dem Loslassen nicht sofort wieder glatt wird, signalisiert dies Wassermangel.

Ayurvedisches Wasser

Ein Rezept aus Indien: Von den zweieinhalb Liter Wasser, die du täglich trinken solltest, könntest du einen Liter abkochen. Lass das Wasser zehn Minuten lang sieden. Dadurch verliert es Inhaltsstoffe, und es wird bereit, in deinem Körper Müllstoffe aufzunehmen und abzutransportieren. Ayurvedisches Wasser wirkt wie eine ganz milde Entschlackung. Das ist auch ein Grund, warum du davon pro Tag nur einen Liter und nicht mehr trinken sollst. Entschlackung ist gut, aber auch nur in Maßen. Bei zwei Litern oder noch mehr würde dir dieses Wasser nicht nur Schlackenstoffe entziehen, sondern auch wertvolle Körpersalze. Der andere Grund: Wenn du nur abgekochtes Wasser trinkst, würdest du vielleicht zu wenige Mineralstoffe aufnehmen. Ayurvedisches Wasser empfehlen wir dir vor allem, wenn du mit den folgenden Symptomen zu tun hast: verschleimte Atemwege, rheumatische Beschwerden, Venenleiden und Verstopfung. Wenn du es ganz perfekt machen willst, füllst du das abgekochte Wasser in eine Thermoskanne und trinkst es warm in kleinen Mengen über den Tag verteilt; möglichst abwechselnd mit dem nicht abgekochten Wasser, so als ob es zwei verschiedene Getränke wären, was sie ja streng genommen auch sind. Der Geschmack von warmem Wasser ist weitgehend neutral. Es mag am Anfang gewöhnungsbedürftig sein, aber in kleinen Schlucken genossen entspannt es, und es fördert deine Verdauung. Regelmäßiges Entschlacken lindert außerdem Schmerzen am Bewegungsapparat und verschönert die Haut. Wenn du dich für das Trinken warmen Wassers ‚erwärmen' kannst, trink keines aus dem Boiler. Du kannst nie sicher sein, welche Bakterien sich in diesem warm-nassen und daher mikrobenfreundlichen Biotop angesiedelt haben. Moderne Boiler haben zwar Hygieneprogramme, aber sicher ist sicher.

Wasser als Medizin

Da Wasser für uns so wichtig ist, kann es auch als das natürlichste Heilmittel verstanden werden. Kranke Menschen leiden oft an Wassermangel, und es zeigt sich immer wieder, dass manche Krankheitssymptome schon durch ausreichendes Wassertrinken verschwinden. Was wie ein Wasserwunder klingt, ist keines, regelt doch das Wasser alle Funktionen unseres Körpers. Wasser bewegt sich in den Lymphgefäßen, im Blut, im Urin, im Speichel, im Rückenmark und in allen Zellen. Sogar in den Knochen fließt Wasser in Mikrokanälchen. Durch diese Allgegenwart des Wassers im Körper werden Störungen im

Wasserhaushalt vom ganzen Nervensystem registriert und als Schmerz weitergegeben. Ein Schmerz, der nur eine ganz kleine Erinnerung an die beispiellosen Qualen ist, die Verdurstende angeblich erleiden; übrigens im Gegensatz zum Verhungern. Umgekehrt wirkt Wasser bei allen möglichen Beschwerden vorbeugend und heilend. Es gibt kaum ein Organ, dessen Befindlichkeit durch eine regelmäßige und ausreichende Wasserversorgung nicht verbessert werden könnte. Hier ein Überblick:

Gehirn: Es besteht zu 90 Prozent aus Wasser, also viel mehr als die anderen Organe. Somit liegt es auf der Hand, dass eine Unterversorgung zu Kopfschmerzen führen muss. Umgekehrt ist Trinken eine Medizin gegen Kopfschmerzen und Schwindel. Auch viele Schlaganfälle haben damit zu tun, dass zu dickes Blut nicht mehr richtig durch das Gehirn fließen kann. Und wie Versuche mit Studenten gezeigt haben, fällt auch das Denken leichter, wenn das Gehirn gut mit Wasser versorgt ist. Wer daher vor einer geistigen Herausforderung, zum Beispiel einer Prüfung oder einem Vorstellungsgespräch, weniger trinkt, um nicht auf die Toilette zu müssen, handelt verkehrt.

Herz und Kreislauf: Wassertrinken hält das Blut flüssiger. Je weniger Wasser das Blut enthält, desto dicker ist es, und desto größer ist die Wahrscheinlichkeit, dass das Blut vor allem in den dünnen Äderchen irgendwie ins Stocken kommt, etwa wenn du lange sitzt, denke nur ans Flugzeug. Das Stocken kann dann schon von einer kleinen Engstelle verursacht werden, einer angeborenen oder einer erst später entstandenen. Und so etwas kann sich schnell zu einer gefährlichen Thrombose oder einem Infarkt auswachsen. Wassertrinken beugt dem ebenso vor wie Bewegung.

Stoffwechsel: Bei der Verdauung hilft Wasser, dass es nicht zu Stauungen oder zu ständigen Verstopfungen kommt. Ganz besonders wichtig ist das bei ballaststoffreichem Essen. Ballaststoffe müssen quellen, damit sie im Darm leicht weitertransportiert werden können. Ausreichendes Wassertrinken entsäuert, es hilft dem Insulin bei seiner Regulierungsarbeit und wirkt Diabetes entgegen.

Ausscheidungsorgane: Ausreichende Wasserversorgung pflegt die Nieren, verhindert Nierensteine und schützt die Harnwege vor Erkrankungen. Es gibt auch Wissenschaftler, die meinen, sie vermindere das Krebsrisiko für Darm und Blase.

Unterleib: Regelmäßiges Trinken ist ein Mittel gegen Menstruationsbeschwerden, vor allem warme Getränke. Auch Suppen sind gut.

Haut: Wasser hält diese geschmeidiger und gesünder. Wer Wasser trinkt, bekommt weniger Falten. Neurodermitis hat oft auch mit Wassermangel zu tun. Die Schleimhäute arbeiten gut bewässert besser, und sie sind widerstandsfähiger gegen Infekte wie chronischen Schnupfen oder Entzündungen der Nasennebenhöhlen. Wasser ist schleimlösend, es wirkt gegen chronischen Husten und Beschwerden in den Bronchien.

Rücken und Bewegungsapparat: Knochen, Gelenke, Muskeln, Bänder und Bandscheiben bleiben gesünder. Der Körper ist weniger steif und beweglicher. Wasser ist daher auch ein Mittel gegen Rückenschmerzen. Während des Tages verlieren Gelenke und Bandscheiben durch die Bewegung Wasser, und dadurch Elastizität und Volumen. In der Nacht ‚saufen' sie sich wieder an: wenn Wasser da ist. Oft rühren Probleme mit den Bandscheiben nur daher, dass diese zu wenig bewässert werden. Die Bandscheiben sind nicht an den Blutkreislauf angeschlossen; sie ernähren sich über Körperflüssigkeit. Wenn sie zu wenig bekommen, degenerieren sie.

Tipps: Bei Übelkeit einen Viertelliter lauwarmes Wasser langsam und in ganz kleinen Schlucken trinken; und zwischen den Schlucken sanft, aber tief atmen. Bei Kraftlosigkeit nach einer anstrengenden Nacht heißes Wasser trinken. Bei Sommerhitze nicht nur mehr trinken, sondern auch die Hände jede Stunde unter fließendes, kaltes Wasser halten; das regt den Kreislauf an.

Kontra-Indikationen: Es gibt nur zwei Fälle, bei denen eine gewisse Wasserunterversorgung sinnvoll ist: bei bestimmten Nierenkrankheiten und bei einer ausgeprägten Herzschwäche.

Hand und Fuß:

deine Biophysik

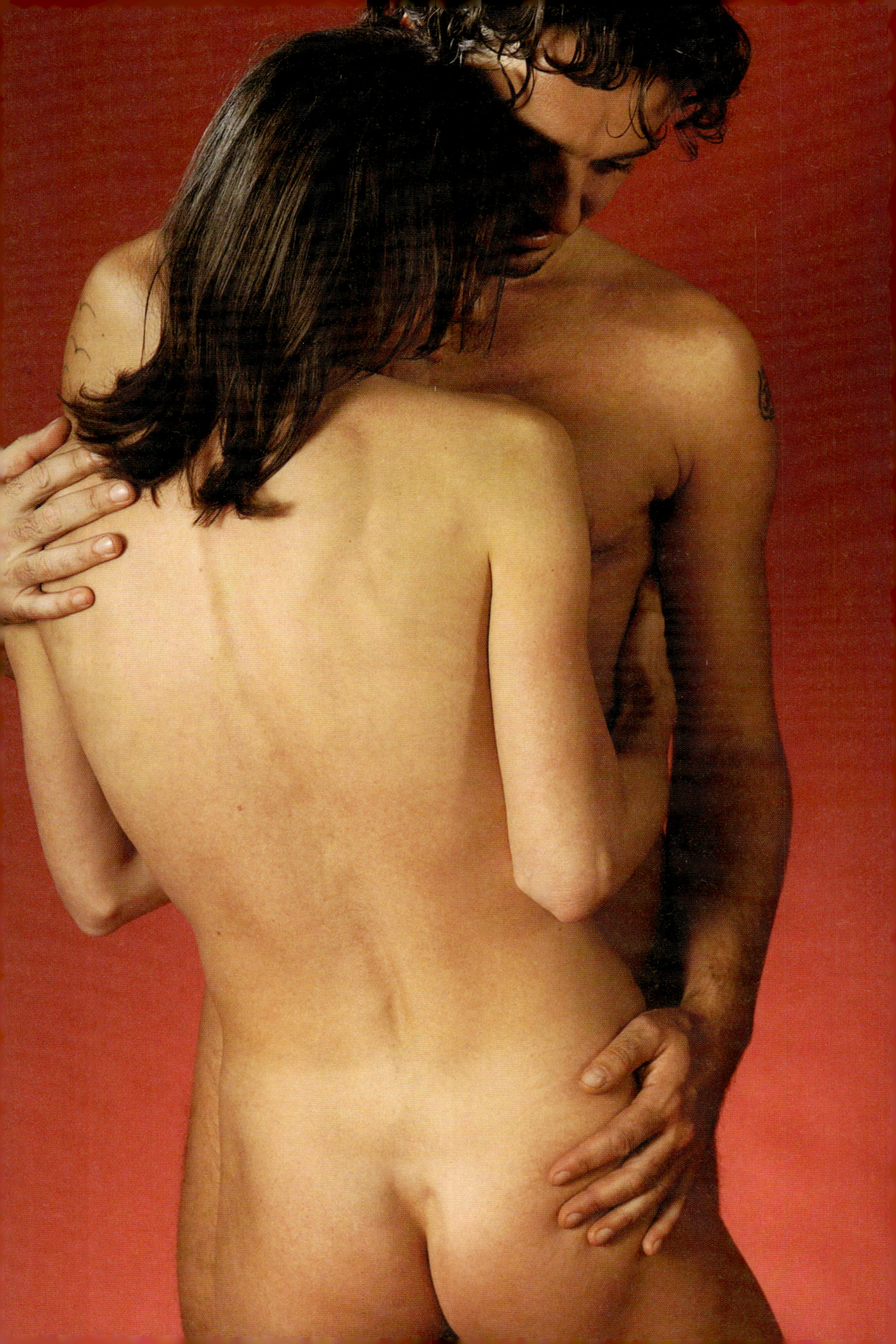

UNSER LEBENSCOMPUTER: EINE KAULQUAPPE

Mit geschlossenen Augen und ein wenig Fantasie können wir sie ‚sehen‘: Unser Kern hat die Form einer großen Kaulquappe; oben der Kopf, und daran hängt ein langer Schweif. Gehirn und Rückenmark.

Eine bizarre Vorstellung

Schon, aber du wirst dich noch wundern, wie das Tierchen wissenschaftlich heißt. Wart's ab, zuerst wollen wir es beschreiben. Es wird außen von einer undurchlässigen Haut umhüllt und geschützt. Drinnen ist eine Flüssigkeit, nennen wir sie Hirnwasser, und in dieser schwimmt unser Lebenscomputer: Gehirn und Rückenmark. Nichts funktioniert in uns ohne dieses System: kein Lidschlag; keine Hand, die den Hund streichelt; nicht die Beine, die uns durch die Welt tragen. Gar nicht zu reden von den unendlich vielen Lebensabläufen, die der Computer ohne unseren Willen steuert, und ohne dass wir es sonderlich bemerken: vom Herzschlag über die Verdauung bis zur Immunabwehr. Unsere Gefühle, das bewusste Denken ... alles, was Körper, Geist und Seele letztlich ausmacht, läuft hier zusammen.

Der Menschenfrosch

Eigentlich hätte die Natur uns als Riesenkaulquappen leben lassen können, wir würden genauso fröhlich oder traurig leben wie jetzt, läuft doch alles, was wir empfinden, über dieses System; es wäre uns nichts abgegangen. Allerdings hätte die Natur uns dann in Reagenzgläser mit Nährlösungen legen müssen; in Horrorfilmen war das schon zu sehen. Doch die Natur schenkte uns Bewegungsfreiheit und Wehrhaftigkeit. Also baute sie um die empfindliche Kaulquappe einen Schutzpanzer: oben die Schädelknochen und um das lange Unterteil die Wirbelknochen. Dann stattete sie uns mit Armen und Beinen und, damit sich diese zurechtfinden, mit einer Radaranlage aus, die wir Sinnesorgane nennen. Das Leben in einer Nährlösung wäre so keine Lösung mehr.

Also bekamen wir ein eigenes, transportables Energiesystem: unseren Verdauungstrakt, eine Lunge, einen Kreislauf und, weil das Ganze immer komplizierter wurde, allerlei Kontroll- und Steuerungssysteme. Ja, fast hätten wir's vergessen, auch noch Fortpflanzungsorgane; der Natur ist das vielleicht das Wichtigste. Und so wurde schließlich aus der Kaulquappe ein Menschenfrosch.

Das ‚Dingsbums' führt ein Eigenleben

Dingsbums? Nun, jetzt muss er halt heraus, der lateinische Zungenbrecher: das ‚Craniosacrale System'. Ein schreckliches Wort, wir wissen es, aber das ist nun einmal die wissenschaftlich korrekte Bezeichnung für unsere Kaulquappe. Klingt irgendwie kirchlich, ist es aber nicht, mit Kreuz hat es aber schon etwas zu tun. Das Wortmonster will sagen, dass das Dingsbums oben beim ‚cranium', dem Schädel also, anfängt und bis hinunter zum ‚sacrum' reicht, dem Kreuzbein, das sind die letzten Knochen ganz unten am Ende der Wirbelsäule. Wir erlauben uns, es bei allem Respekt vor der medizinischen Geheimsprache vorübergehend weiterhin ‚Kaulquappe' zu nennen.
Natürlich weiß die Wissenschaft schon länger, dass Gehirn und Rückenmark zusammenhängen und im Hirnwasser schwimmen. Das eigentlich Neue und erst vor wenigen Jahren Entdeckte ist: Dieses Craniosacrale System hat einen eigenen, ganz fein pulsierenden Rhythmus, der sich vom Herzschlag und vom Atmen deutlich unterscheidet. Im Hirnwasser pocht es, schlägt es, nein, das sind viel zu grobe Worte, es schwingt ungefähr zehn- bis zwanzigmal in der Minute; das ist nicht bei jedem Menschen gleich. Was diesen Rhythmus erzeugt, ist nicht so recht klar, sein Sinn scheint der Transport von Nährstoffen in der Kaulquappe zu sein. Wenn das Pulsieren gestört wird, beispielsweise durch leichte Verletzungen, kann sich das überall am Körper schmerzlich auswirken. Und wenn der Mensch stirbt, ist dieser Rhythmus das Letzte, was aufhört. Aber das ist noch nicht alles: Im Rhythmus dieses craniosacralen Pulses bewegt sich die ganze Kaulquappe innerhalb der Wirbelsäule aufwärts und abwärts. Diese Bewegung kann bis zu einem oder sogar zwei Zentimeter ausmachen. Und oben bewegen sich im selben Rhythmus die Schädelknochen an ihren Nähten um Millimeterbruchteile, ähnlich wie die Dehnungsfugen einer Brücke.

Die Kaulquappe will Zuwendung

Wie gesagt: Deine craniosacrale Kaulquappe ist dein Lebenskern. Sie steht daher mit allem in dir in direkter Verbindung; mit allem in deinem Körper, aber auch mit deinem Geist und Gemüt, alles hängt ja mit allem zusammen, in diesem Fall sogar sehr eng. Dies eröffnet Medizinern für die verschiedensten Krankheiten neue Behandlungswege, auf denen ein craniosacral ausgebildeter und begabter Therapeut viel erreichen kann: übrigens vor allem mit seinen Händen, so wie bei der Osteopathie, zu der die craniosacrale Therapie letztlich auch gehört. Wichtiger ist aber jetzt für uns: Dieses Wissen legt dir auch in die eigene Hand attraktive Übungen, mit denen du dein Gesundheitskapital durch die regelmäßige Pflege deiner Kaulquappe auf ganz einfache Weise mehren kannst. Du optimierst dadurch deinen Energiehaushalt, du steigerst deine Lebenskraft und wirst leistungsfähiger, gleichzeitig aber auch entspannter und seelisch ausgeglichener. Dein Denkvermögen nimmt zu, und deine Organe funktionieren besser. Und für deinen Bewegungsapparat haben diese Übungen eine Art Gleichrichterfunktion: Sie bringen deine Muskeln in die Balance.

Die Kaulquappe bringt Leben in die Bude

Überall im Körper sitzen Fühler, die unserem Lebenscomputer ununterbrochen den Zustand des Bereichs melden, für den sie zuständig sind: Muskeln oder innere Organe und sogar die Psyche. Auf Grund dieser Meldungen kann die Zentrale, wenn es notwendig ist, Gegenmaßnahmen ergreifen, beispielsweise indem sie ständig verspannte und überaktive Muskeln entspannt oder auf der anderen Seite ständig schlappe Muskeln aktiviert und damit die Balance wiederherstellt. Da wir aber im Laufe der Lebensjahrzehnte dazu neigen, immer wieder dieselben Muskeln zu verspannen und gleichzeitig andere zu vergessen, bis sie eben schlapp werden, gewöhnt sich die Kaulquappe daran, und sie reagiert auf viele Meldungen der Fühler nur noch unvollkommen oder gar nicht mehr. Langsam, aber sicher erstarren wir, nicht nur unsere Muskeln, sondern Körper, Geist und Seele. Die craniosacralen Übungen sind ein einfaches Instrument, das uns hilft, diesem Verfall gegenzusteuern. Sie bringen die Kaulquappe wieder in Schwung, und diese kümmert sich dann mit neuem Engagement um dich von Kopf bis Fuß. Schauen wir uns das einmal am Beispiel Muskeln an.

Muskeln ‚haben' Nerven

Und diese wollen gepflegt sein. Ungepflegte Nerven können Schmerzen bereiten. Viele chronische Schmerzen am Bewegungsapparat haben damit zu tun. Vordergründig geht es dabei um muskuläre Ungleichgewichte, im Hintergrund ist der Verursacher aber oft ein eingerosteter Nerv, der einen Muskel oder auch mehrere nicht mehr in der Grundspannung hält. Jeder Muskel braucht diese Grundspannung, auch wenn er nicht arbeitet. Ohne sie würden wir wie eine losgelassene Marionette sofort zusammenklappen. Wenn nur ein einzelner Muskel seine Grundspannung verliert, gehen wir natürlich noch nicht in die Knie. Aber es kommt in der Umgebung zu Problemen, weil andere Muskeln den Job des schlappen Kollegen übernehmen müssen.

Muskeln ‚haben' Organe

Alles hängt mit allem zusammen: Deine Muskeln werden nicht nur vom Zustand deiner Nervenbahnen beeinflusst, sondern auch von deinen inneren Organen. Und zwar ganz direkt: Viele Muskeln haben nämlich Organpartner, zum Beispiel in der Verdauung, und zwischen beiden gibt es faszinierende Wechselwirkungen. Diese Verbindungen zwischen Muskeln und inneren Organen haben zur Folge, dass ein Muskel ‚mitleidet', wenn ‚sein' Organ ein Problem hat. Die Wissenschaft durchschaut das noch nicht bis ins Letzte, sie kennt aber schon eine Reihe typischer Organ-Muskel-Verbindungen. Und wie beim irritierten Nerv im vorherigen Absatz, kann auch die Irritation eines inneren Organs dazu führen, dass ‚sein' Muskel aus der Grundspannung und damit aus der Balance mit den anderen Muskeln rutscht.
Die Beziehung Muskel/Nerv ist im Wesentlichen eine Einbahnstraße. Im Gegensatz dazu wirkt die Verbindung zwischen einem Muskel und seinem inneren Organ in beide Richtungen. Das heißt, es geht nicht nur dem Muskel schlecht, wenn ‚sein' Partnerorgan Schwierigkeiten hat, sondern auch umgekehrt: Ein lädierter Muskel kann in ‚seinem' inneren Partnerorgan Beschwerden hervorrufen. Wenn es Probleme in so einem Partnerbereich gibt, kann dann auch die Therapie an beiden Seiten ansetzen: am Muskel und am inneren Organ; wenn Letzteres der Darm ist, durch Änderung der Essgewohnheiten.

Blindekuh-Test

Mit diesem Test kannst du an dir selbst ausprobieren, ob und wie sehr dein Körper in der muskulären Balance ist. Stell dich irgendwo hin, wo du etwas Platz hast, strecke die Arme nach vorne waagrecht aus und schließe dann die Augen. Jetzt marschiere auf dem Stand, also ohne dich zu drehen oder von der Stelle weg zu bewegen. Hebe dabei die Beine bei jedem Schritt so weit an, bis die Oberschenkel waagrecht sind. Nach eineinhalb Minuten kannst du die Augen öffnen. Wenn du noch dort stehst, wo du begonnen hast, gratulieren wir dir: Deine Muskeln sind in der Balance. Bei den meisten Menschen geht der Test aber nicht so toll aus. Viele finden sich völlig verdreht oder gar um Meter versetzt wieder. Von gehen auf der Stelle kann keine Rede sein. Wenn's auch bei dir so ist: Hast du gewusst, dass du so einseitig bist? Mag sein, dass dir noch nix weh tut. Oder vielleicht doch? Aber wundere dich nicht: Du befindest dich in ‚guter' Gesellschaft mit bekannten Olympiasiegern und Weltrekordlern. Und was ist die Therapie? Gymnastik mit der Kaulquappe!

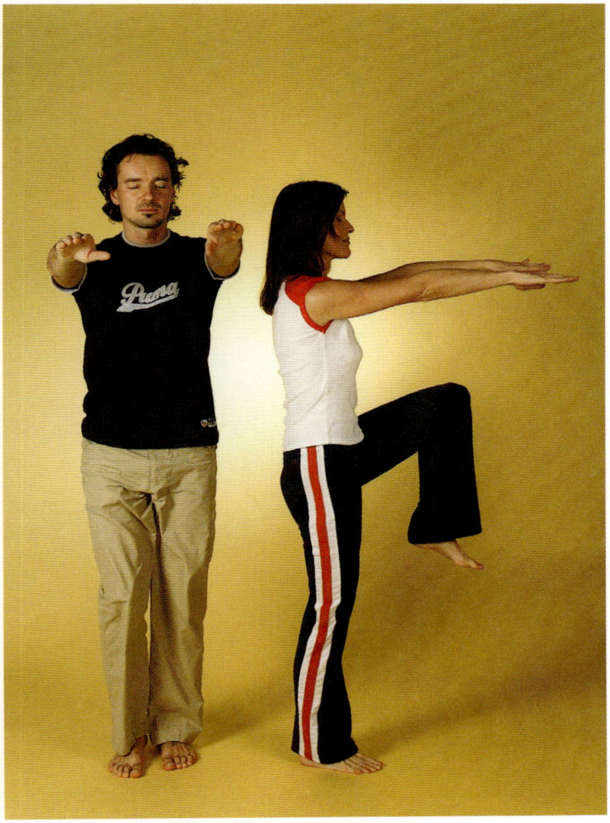

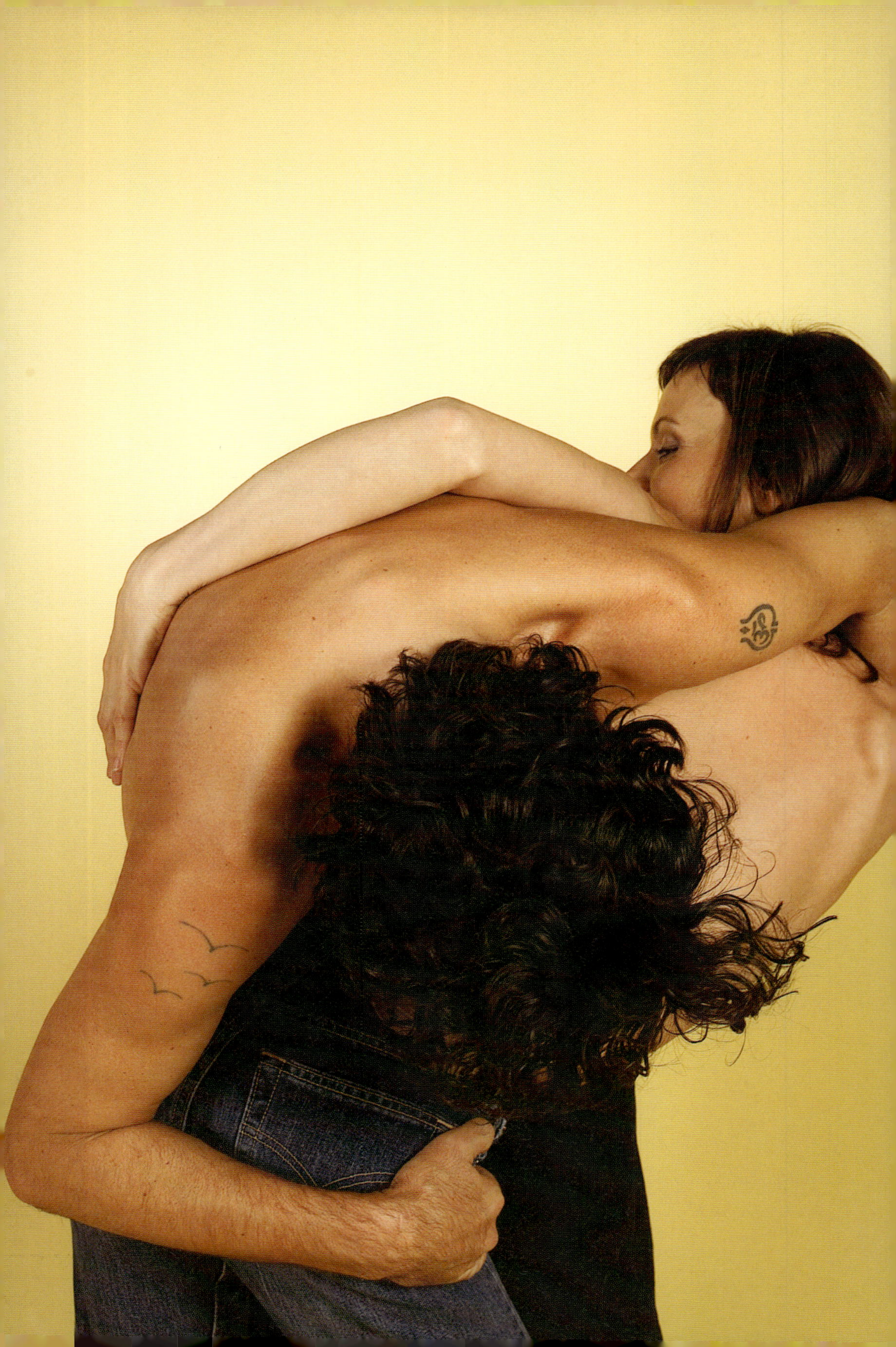

Gymnastik mit der Kaulquappe

Normalerweise gönnen wir unserer Kaulquappe wenig Abwechslung. Wir gehen oder sitzen stundenlang nach vorne gebeugt, alles schläft ein, Muskeln und Organe rutschen aus der Balance. Und mit der Zeit wird das zum Dauerzustand.

Tägliche Kaulquappenpflege

Ein paar Minuten täglich. Wenn du das schaffst, wirst du wacher, vitaler, und du erhöhst dein Wohlbefinden. Am besten würden dir die Übungen am Morgen tun; noch vor dem Aufstehen. Das würde dich zugleich aktivieren und entspannen. Und du würdest merken, wie die Wirkung anhält. Wenn aber die Zeit am Morgen zu kurz ist, dann mach die Übungen später am Tag. Am besten dann, wenn du fühlst, jetzt brauchst du sie; das merkst du nämlich mit der Zeit. Einmal alle vierundzwanzig Stunden, und du würdest dir etwas Gutes tun.
Die Übungen sind leicht und einfach. Wenn du ihren Sinn einmal verstanden hast, machst du alles von selbst richtig. Es kommt nicht auf jedes winzige Detail an, du kannst dann ruhig auch ein wenig variieren. Und du kommst ganz ohne Geräte aus.

Atmen ‚1..4..2'

Ganz am Anfang und vor der eigentlichen craniosacralen Gymnastik: Atmen für die Kaulquappe, und damit fürs Leben, jeden Tag zehnmal. Du brauchst die zehn Mal nicht auf einmal durchziehen, du kannst sie auf den Tag verteilen: bald nach dem Aufstehen, bei der Fahrt zur Arbeit, im Büro, vor dem Fernseher.

So geht's: Durch die Nase einatmen und dabei langsam bis ‚eins' denken, so langsam, wie du ‚einundzwanzig' sagen würdest. Jetzt die Luft anhalten und ebenso langsam von ‚eins' bis ‚vier' denken. Schließlich ganz gelassen und ruhig durch den Mund wieder ausatmen und dabei von ‚eins' bis ‚zwei' denken. Du solltest durch die Nase einatmen, aber durch den Mund ausatmen, leicht geöffnet mit entspannten Kiefergelenken; etwa so, wie wenn du eine

Glasscheibe anhauchst. Dieses entspannte Ausatmen durch den Mund ist wichtig, weil sich die Entspannung über die Kiefergelenke auf das Craniosacrale System fortpflanzt und über dieses die Körperspannung in Richtung Balance verändern kann. Ebenso ist das Luftanhalten wichtig. Unsere Lunge ist nämlich ein Ballon, der zu selten ganz aufgeblasen wird. Dadurch verkümmern viele Lungenbläschen in irgendwelchen hinteren Lungenfalten. Luftanhalten macht diese Falten auf.

Die Schraube

Nun sind wir mitten in der craniosacralen Gymnastik. Die Schraube ist eine Übung, die sowohl aufweckt, als auch entspannt und beruhigt. Also eine Übung für jeden von uns. Sie bewährt sich am besten am Morgen. Um mentalen Stress abzubauen, um also zu entspannen, taugt sie aber ebenso für den Abend vor dem Einschlafen. Die Schraube ist die craniosacrale Übung schlechthin, und sie sollte daher täglich gemacht und abwechselnd durch je eine der weiter unten beschriebenen Übungen ergänzt werden. Ideal also: zwei Übungen pro Tag, immer die Schraube und eine andere.

So geht's: Du legst dich auf den Bauch und schraubst deinen Körper wie einen Korkenzieher. Im Detail: Den Kopf auf die rechte Seite drehen und beide Arme entspannt neben den Körper legen. Jetzt das linke gestreckte Bein über das ebenfalls gestreckte rechte schlagen. Über das rechte Bein schlagen, heißt nicht drauflegen, sondern das linke wirklich ein Stück über das rechte hinaus legen, so weit, dass es notwendig wird, das Becken links etwas anzuheben. Aber andererseits auch nur so weit, dass Schultern und Oberkörper entspannt auf dem Boden oder dem Bett liegen können; bis du das locker beherrschst, wirst du etwas herumprobieren müssen. Während der ganzen Übung fünfzehn- bis zwanzigmal tief atmen, das dauert eine Minute. Du solltest das Atmen auch am Rücken und im Becken spüren; diese sollten sich mitbewegen. Nach diesem Durchgang die Schraube auf die andere Seite machen.
Solltest du am Anfang, wenn du die Schraube noch nicht so recht gewohnt bist, irgendwo ein unangenehmes Spannungsgefühl haben, dann lege unter das erhobene Becken ein Kissen. Wenn das nicht ausreicht, dann dreh den Kopf auf die andere Seite.
Warum die Schraube? Sie dreht die Wirbelsäule wie einen Korkenzieher, was im Alltag zu wenig geschieht; wir verschrauben uns zu wenig. Gleichzeitig bewegt

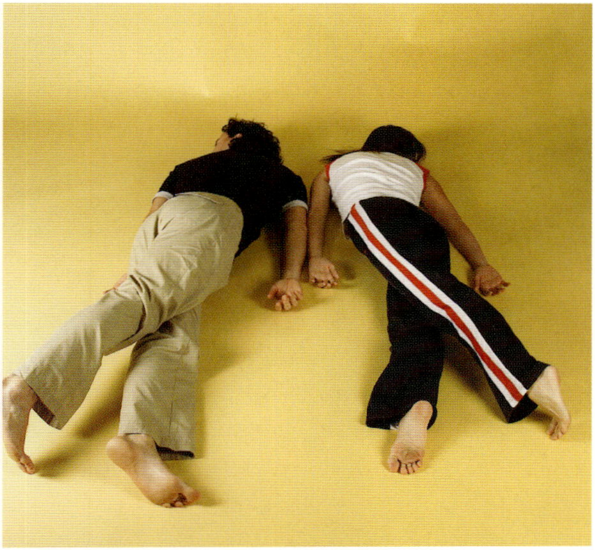

das tiefe Atmen den ganzen Körper, das Hirnwasser bewegt sich mit, weckt die vielen kleinen Sinneszellen entlang der Wirbelsäule auf und bringt die nur zu oft verspannten Muskeln in ein neues Gleichgewicht. Alles wacht auf, ganz gleich ob du die Übung wirklich am Morgen machst, was wir dir empfehlen, oder zu einer anderen Tageszeit.

Der Halbmond

Eine Übung, die vor allem eingeschlafene Muskeln und Organe aufweckt, also aktiviert. Sie ist besonders geeignet für Verspannte, also für die meisten Menschen.

So geht's: Du legst dich mit dem Rücken auf den Boden und biegst deinen Körper zu einem Halbmond. Im Detail: Bequem liegend, drehst du den Kopf auf die rechte Seite, legst den linken Arm abgewinkelt über den Kopf, Schultern und Becken ruhen locker auf dem Boden. Und nun schiebst du die gestreckten Beine auf die rechte Seite, Becken und Kniekehlen bleiben auf dem Boden. Schiebe die Beine so lange hinüber, bis du auf deiner linken Körperseite eine angenehme Spannung spürst. In dieser Lage fünfzehn- bis zwanzigmal tief atmen, das dauert ungefähr eine Minute. Am wirksamsten wäre es, so zu atmen, dass du zuerst den unteren Teil der Lunge mit Luft füllst, also den Bauch hebst, und dann erst den oberen Teil. Aber das sind schon Feinheiten. Nach diesem Durchgang den Halbmond auf die andere Seite machen.
Warum der Halbmond? Durch ihn wird die Wirbelsäule in die ungewohnte seitliche Richtung gebogen. Und durch das tiefe Atmen wird der craniosacrale Puls verstärkt, der die Wassersäule von oben nach unten pumpt. Die Kaulquappe wird so aufgeweckt und in Schwung gebracht.

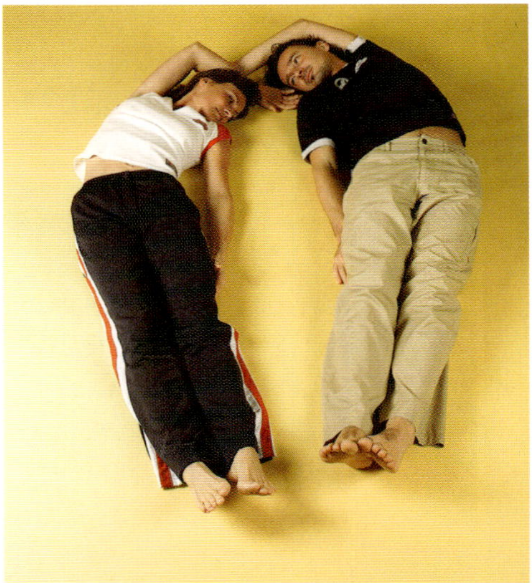

Eine Frage, die immer wieder gestellt wird: Kann man den Halbmond und die Schraube auch länger als eine Minute pro Seite machen? Antwort: Ja, bedenkenlos. Du könntest sie auch eine Stunde lang machen, aber das wäre eigentlich nicht sinnvoll. Eine Minute pro Seite ist wirklich genug. Nach einiger Zeit wirst du deine Atemzüge auch gar nicht mehr mitzählen müssen, dein Gefühl wird dir sagen, was dir gut tut.

Heinrich

Ein Kleiderschrank, unglaublich dicke Oberschenkel, betritt Helmuts Ordination. Heinrich ist Kugelstoßer, und er trainiert gerade für einen wichtigen internationalen Wettbewerb, liegt aber noch unter dem für die Zulassung vorgeschriebenen Limit, und zwar um fast zwei Meter, was beim Kugelstoßen viel ist. Er kommt mit Ellbogenschmerzen. Eine normale sportmedizinische Untersuchung würde sich vor allem darauf konzentrieren, ob Heinrichs Muskeln gut trainiert und damit kräftig sind. Natürlich ist das wichtig, aber es reicht nicht. Es kommt auch darauf an, ob die Muskeln genügend aktiviert sind, ob also ihr Nerv gut mit ihnen zusammenarbeitet. Helmut untersucht das. Dabei stellt er große Unterschiede bei den Beckenstabilisatoren fest. Das heißt, die Beckenmuskeln harmonieren nicht, der rechte ist inaktiv. Dieser Muskel ist bei Heinrich eigentlich sehr stark, sehr gut entwickelt, aber er spielt beim Kugelstoßen nicht mit. Offenbar bekommt er über das Craniosacrale System nicht die richtigen Kommandos. Aber was hat das mit dem Ellbogen zu tun? Ganz einfach: Dieser ist überlastet. Weil die rechten Beckenstabilisatoren bei der Kugelstoßbewegung zu wenig mitspielen, müssen die Arme mehr leisten. Und dabei geht es immerhin um ein paar Tonnen pro Tag.

Und die Therapie: Helmut ‚verschreibt' Heinrich kein Muskeltraining, er ist stark genug, sondern Aktivierungsübungen, vor allem den Halbmond, und zwar auch unmittelbar vor dem Kugelstoßen. Dadurch werden die unterakti-ven Muskeln, denen es ja nicht an Kraft fehlt, sozusagen angeknipst. Die Aktivierungsübungen wirken schnell: Heinrich geht es danach besser, die Ellbogenschmerzen verschwinden.

Praktisches für zwischendurch

Sobald du den Halbmond und die Schraube verstanden hast, wird es dir leicht fallen, sie abzuwandeln und zwischendurch in jeder Lebenslage einzusetzen.

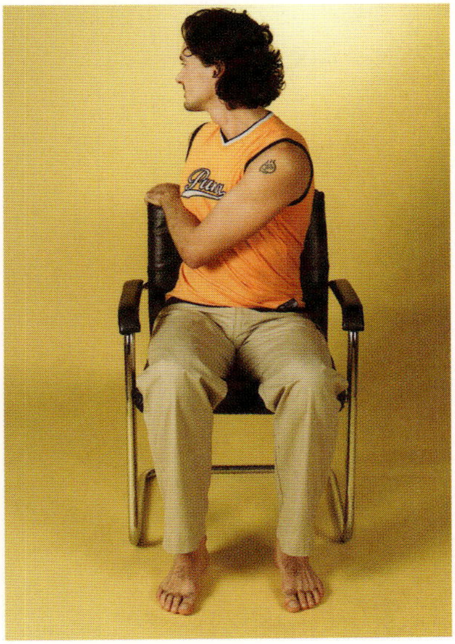

Wenn du dich beispielsweise beim langen Sitzen unbehaglich fühlst, was ja wohl vorkommen wird, dreh dich langsam um und mache eine Schraube nach hinten; schau mit den Augen so weit wie möglich nach hinten, dann ziehen sie den Körper mit. Aber du solltest das Becken dabei gerade halten und die Füße auf dem Boden stehen lassen. Tief atmen. Genauso kannst du für das Sitzen den Halbmond variieren. Tipp für Vieltelefonierer: Während des Telefonierens Schrauben oder Halbmonde machen.

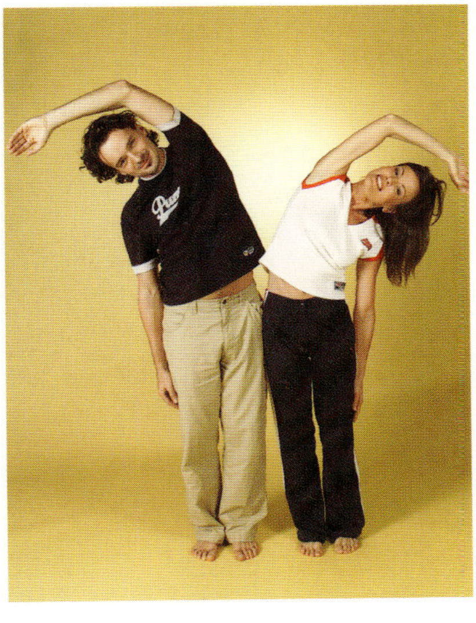

Noch besser als beim Sitzen kannst du die Schraube und den Halbmond im Stehen machen, fast so als ob du liegen würdest.

Propeller

Eigentlich eine Vereinfachung der Schraube für Kinder, doch eignet sie sich natürlich genauso für Erwachsene, vor allem als Unterbrechung beim langen Sitzen oder vor dem Laufen.

So geht's: Im Stehen beide Arme wie Tragflächen seitlich vom Körper wegstrecken und mit dem Rumpf abwechselnd nach links und nach rechts rotieren. Oder: In leichter Grätsche stehen, die Arme locker baumeln lassen und mit der Kraft der Hüfte hin und her drehen. Die Arme ganz locker mitschlenkern lassen, über den Schraubenumfang hinaus. Eine halbe Minute lang, danach kurz auf den Zehen wippen und alles ausschütteln.

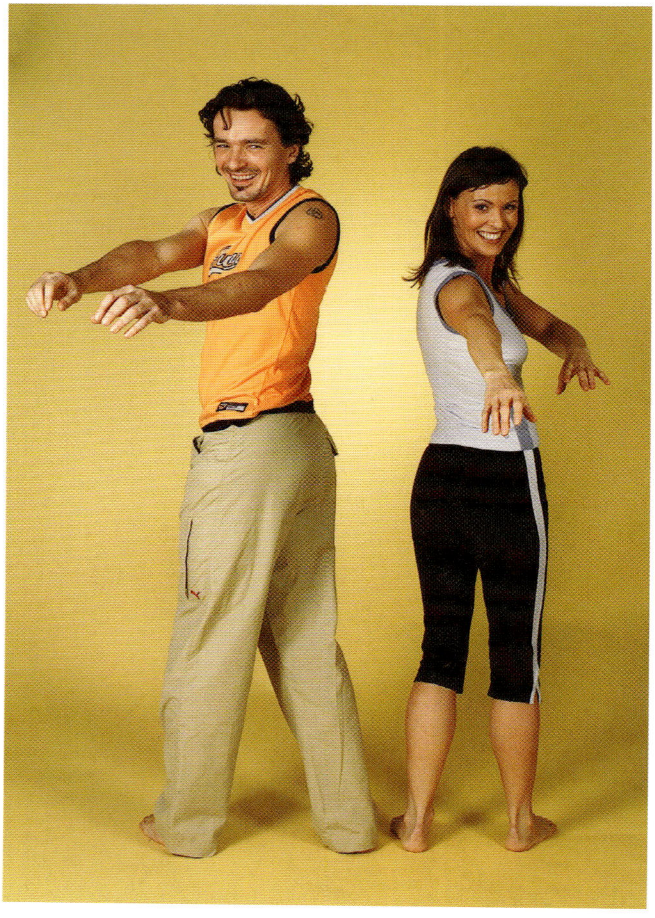

Zwei Tennisbälle im Socken

Eine Standardübung gegen muskuläre Überspannungen und zur mentalen Entspannung. Du brauchst ein einfaches Hilfsmittel: zwei Tennisbälle und einen Socken. Stopfe die Bälle in den Socken und verschließe diesen mit einem Knopf; die Bälle sollen eng aneinander liegen. Entscheidend sind die Tennisbälle, der Socken ist nur notwendig, weil dir die Bälle sonst davonrollen würden, wie du gleich sehen wirst.

So geht's: Leg dich auf den Rücken und schiebe die Tennisbälle unter den Kopf, und zwar so, dass das Hinterhaupt genau auf den Bällen liegt. Also die Bälle nicht unter den Nacken schieben, sondern unter die Wölbung des Hinterkopfs platzieren. Sollte es schmerzen, die Position der Bälle ein klein wenig ändern. Auf jeden Fall spürst du die Bälle unter dem Hinterhaupt angenehmer als unter dem Nacken; probier den Nacken einmal zur Gegenprobe aus. Auf dieses Detail gehen wir so genau ein, weil die richtige Positionierung der Tennisbälle das Um und Auf dieser Übung ist.
Und weiter unten? Die Beine solltest du am besten gestreckt halten, so kann

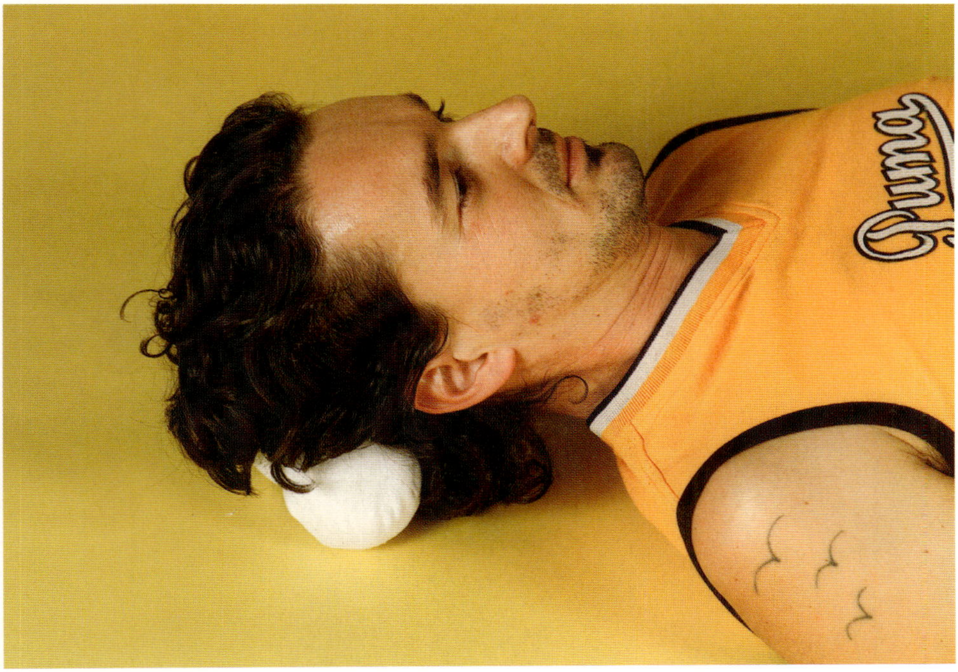

das Becken am leichtesten seine richtige Position finden. Wenn dir das gelungen ist, dann auch bei dieser Übung tief atmen. Fang mit einer halben Minute an, erhöhe in ein paar Wochen langsam auf drei bis fünf; mehr wäre zu viel des Guten, du könntest Kopfweh bekommen. Wenn du die Übung im Bett machst, solltest du das Kopfkissen vorher entfernen; die Bälle sollten nämlich nicht zu sehr einsinken. Wenn du eine sehr weiche Matratze hast, wäre es daher besser, auf den Boden zu übersiedeln. Am besten wirkt die Übung am Morgen. Wenn's nicht anders geht, aber auch zwischendurch oder am Abend. Warum die Tennisbälle? Die Übung hilft der Kaulquappe, deine Organe, deine Muskeln, ja selbst deine mentale Verfassung in eine spannungsfreie Balance zu bringen. Wundere dich nicht, wenn du das am Anfang gar nicht sehr spürst. Deine Kaulquappe spürt es. Die Tennisballübung stoppt den craniosacralen Rhythmus, fährt ihn quasi herunter wie einen Computer, der durch Bedienungsfehler überlastet ist, und startet ihn danach wieder neu. Und wie ein Computer funktioniert auch unsere Kaulquappe danach wieder besser.

Zehenwackeln

Eigentlich wackeln gar nicht die Zehen, sondern die Füße; eine einfache Sache, am besten am Morgen noch im Bett.

So geht's: Bleib entspannt auf dem Rücken liegen und drehe deine Vorfüße Richtung Kopf. Atme dabei nach dem oben beschriebenen Muster ‚1..4..2'. Lass dann die Füße wieder fallen und drehe die Vorfüße jetzt hinunter, also vom Kopf weg. Wieder atmen. Mehrmals, zusammen zwei Minuten. Dieselbe Übung kannst du auch im Büro machen. Und sogar auf dem Beifahrersitz, wenn du dich schräg über den Sitz streckst.
Warum das Zehenwackeln? Es stimuliert den Rhythmus der Kaulquappe und hilft gegen Verspannungen im Nacken, Rücken, in den Beinen oder Armen, letztlich am ganzen Körper, und seien es auch nur kleine Verspannungen. „Was, so etwas Einfaches soll helfen?" Eine typische Seminarfrage! Wenn etwas so einfach ist, kann's doch nicht helfen, nicht wahr!? Wir antworten mit den Worten eines interessanten Mannes aus dem Reich der Manuellen Medizin: „Der Körper ist einfach unglaublich. Und unglaublich einfach."

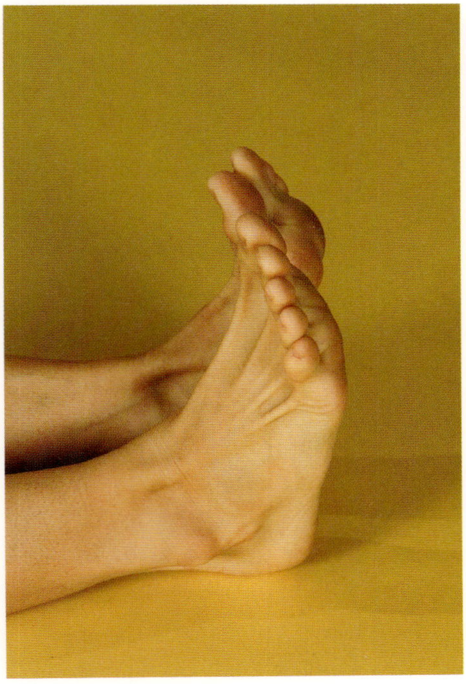

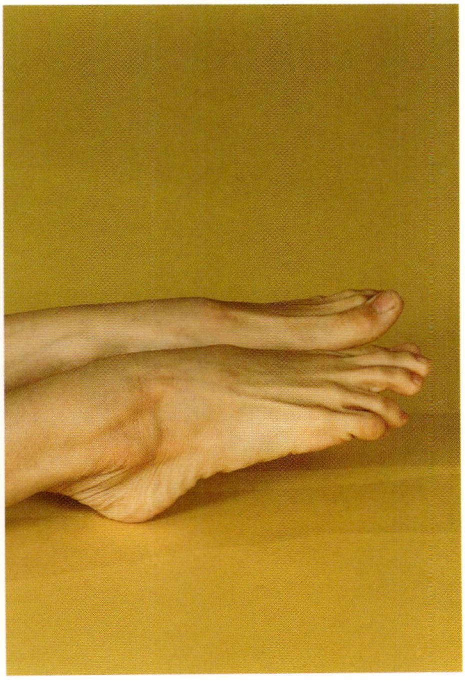

Heidelinde

30 Jahre ist sie alt, Akademikerin, ein verzwickter Fall.

Helmut: „Sie kommt mit chronischen Schmerzen am Rücken und am linken Fuß. Hüftgelenksprobleme, hat man ihr gesagt. Ich komme zu einem anderen Schluss: Heidelinde hat ein auffälliges muskuläres Ungleichgewicht zwischen ihren beiden Körperhälften, die Muskeln links haben im Vergleich mit rechts zu wenig Grundspannung. Die Ursache könnte in einer leichten Beckenverdrehung liegen. Mein Vorschlag: Diese Ursache korrigieren, und zwar mit Hilfe von craniosacralen Spezialübungen. Diese werden Heidelinde von einer Physiotherapeutin beigebracht. Die Therapie wirkt, die Sache scheint erledigt."

Doch nach einem halben Jahr kommt Heidelinde wieder. Diesmal schmerzt der andere Fuß. „Seit dem letzten Mal weiß ich von Ihnen, dass irgendwie alles mit allem zusammenhängt", meint sie, „daher sage ich Ihnen auch noch, so eine schlimme Allergie wie in diesem Frühling habe ich noch nie gehabt; Nase und Augen hörten nicht auf zu rinnen." Helmut stellt wieder muskuläre Ungleichgewichte fest, aber vor allem der Allergieausbruch macht ihn stutzig: Ist es letztlich vielleicht gar kein biophysikalisches Problem, sondern ein biochemisches? Die Muskeln im Ungleichgewicht sind nämlich Partner des Darms, und dieser ist das Immunorgan schlechthin. Könnte es sein, dass sich Heidelinde falsch ernährt, dadurch ihre Immunabwehr beleidigt, wodurch Allergien ausbrechen und auch noch die Partnermuskeln des Darms gestört werden? Helmut schickt Heidelinde zu Margarethe, die sich da besonders gut auskennt.

Margarethe: „Ich will zuerst wissen, was Heidelinde isst, und lasse sie daher drei Tage ein genaues Essprotokoll führen. Dabei stellt sich heraus, dass sie sich weit überdurchschnittlich von Kuhmilchprodukten ernährt. Und das ist leider nicht ganz so gesund, wie viele meinen. Einerseits wegen der Laktose-Intoleranz, also der Milchzuckerunverträglichkeit, die viele Menschen haben, dies aber oft gar nicht wissen. Das könnte Heidelindes Allergieschübe erklären. Darüber hinaus hat Kuhmilch aber auch noch eine Tendenz zur Darmverschleimung. Ihr Darm könnte darunter leiden und das seine Muskelpartner mitfühlen lassen."

Margarethe entwickelt nun im Gespräch mit Heidelinde eine Art Erholungsurlaub für den Darm: zur ersten Entlastung drei Tage nur weich Gekochtes, entsprechend der Dreitagesdiät, die wir bei Gabriele im Feuerstein-Kapitel beschrieben haben. Dann zwei Wochen normale Schonkost: Gemüse und

Obst, eher gekocht, keine Milch- und Weizenprodukte, kaum Fleisch, und wenn Fleisch, dann Hendl oder Pute, besser Fisch, keinen Kaffee oder Alkohol. Wenig essen ist zur Unterstützung von Genesungsprozessen immer gut: Der Körper zeigt es ja durch Appetitlosigkeit an. Zum Trinken empfiehlt Margarethe einen Liter ayurvedisches, also lang abgekochtes Wasser. Die Diät beruhigt den Darm, und das Immunsystem kann sich mehr um jene Bereiche kümmern, wo Heidelinde ihre Allergieausbrüche hatte: um Augen und Nase.

Heidelindes Heilungsverlauf: Die allergischen Empfindlichkeiten nehmen langsam ab, ebenso die muskulären Schmerzen. Wird das anhalten? Jein! Damit ist gemeint, dass dies nur dann anhalten wird, wenn die empfindliche Heidelinde ihre Ernährung auf Dauer ändert und unter Kontrolle behält.

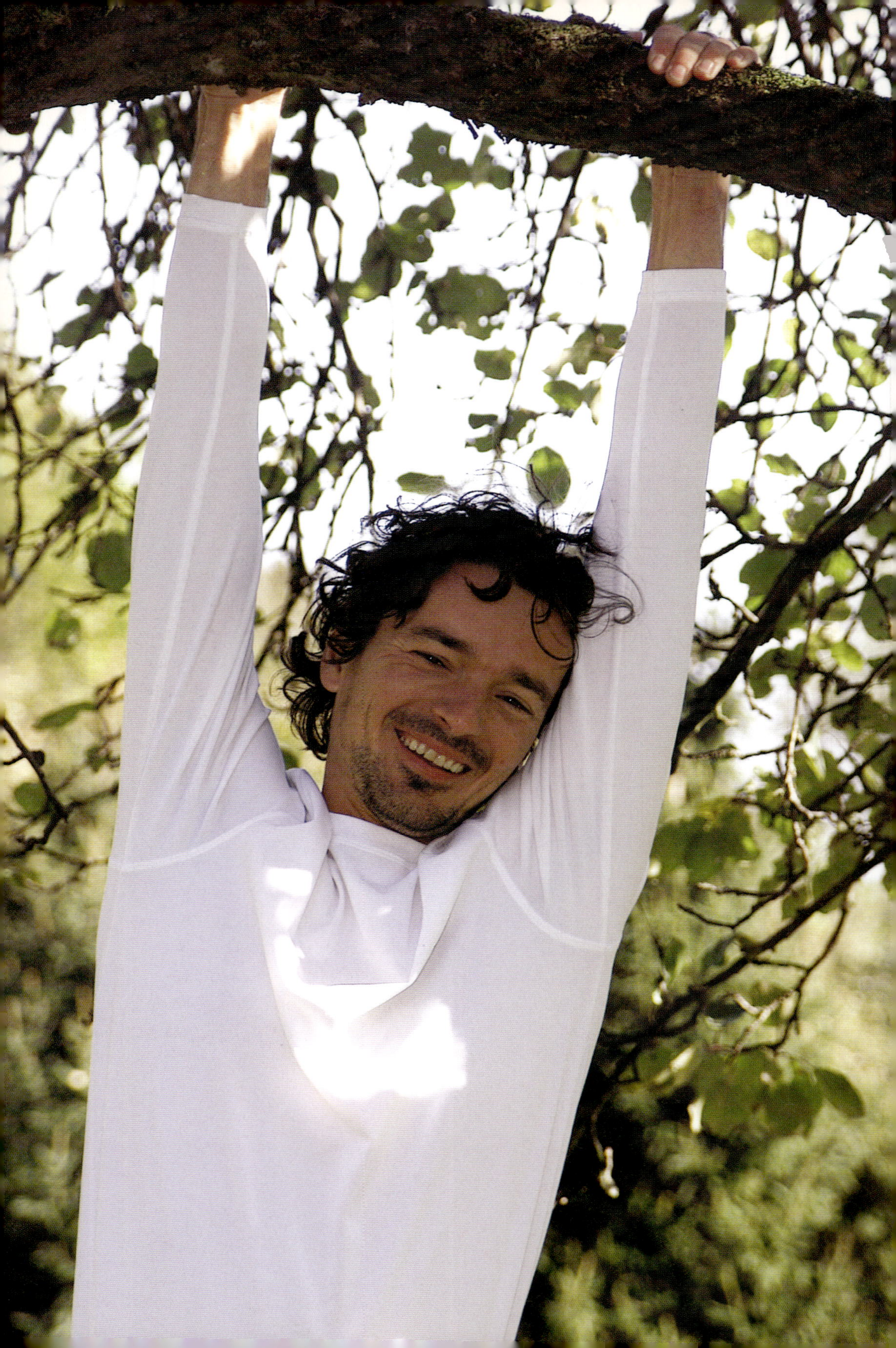

Gymnastik mit den Nerven

Gymnastik mit allen möglichen Muskeln, das ist heutzutage Fitnessmode. Mag sein. Doch es ist höchste Zeit zu erkennen: Nicht einmal Arnold Schwarzenegger besteht nur aus Muskeln. Nerven hat er auch noch.

Nerven dehnen

Seltsam: So viele klagen über ihre Nerven, aber ganz im Gegensatz zu den Muskeln tut kaum jemand etwas für sie, jedenfalls nichts Körperliches. Dabei können Nerven genauso wie Muskeln bei zu wenig Bewegung kürzer werden und einrosten, und sie können außerdem noch an Leitfähigkeit einbüßen. Dadurch nimmt die Qualität der Informationen ab, die von den Nerven an die Organe und Muskeln geleitet werden. Das wirkt sich auf die Arbeit und den Zustand der Organe und Muskeln aus, Haltungs- und Organprobleme können die Folge sein. Schmerzen im Bereich Kopf, Nacken, Schultern, Arme, Ellbogen, Sehnenscheiden, Hände, Bandscheiben. Wenn du nachts eingeschlafene Hände und Finger hast, könnte das Problem bei den Nerven liegen.

Ein typisches Beispiel für die Komplexität dieser Zusammenhänge: Probleme mit dem Meniskus, einer wichtigen Knorpelscheibe im Knie, werden nicht selten von verkürzten Nerven verursacht. Das läuft so: Wenn die Nerven, welche die Kniemuskeln steuern, eingerostet sind, können diese Muskeln das Knie nicht mehr ausreichend stabilisieren. Das schädigt mit der Zeit den Meniskus, Schmerzen sind die Folge. Daraufhin wird das Knie weniger gut bewegt, wodurch aber der Nerv weiter verkürzt wird, und alles wird noch schlechter: eine der vielen möglichen Spiralen nach unten, denen wir ausgesetzt sein können. Zum Glück gibt's auch Spiralen nach oben, zum Beispiel durch Dehnen der Nerven. Vor allem jener Nerven, die unseren Rumpf, unsere Arme und Beine versorgen. Wir bieten dir einige Übungen an.

Mauerstützen

Eine Übung zur Dehnung deiner Nerven am Nacken, an den Armen und Händen.

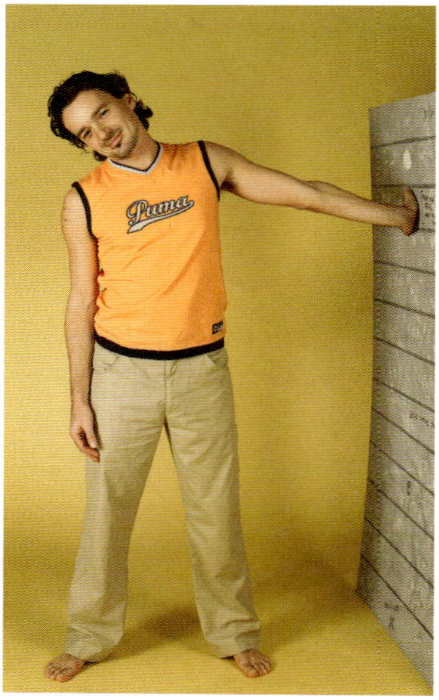

So geht's: Stell dich im Abstand von einer Armlänge vor eine Wand. Leg die Handfläche deiner linken Hand in Augenhöhe flach auf die Wand. Lass dabei den Ellbogen gut durchgestreckt und dreh die Hand so weit nach links, dass die Fingerspitzen, würde an der Wand eine Uhr hängen, auf neun Uhr zeigen. Mach nun mit den Beinen in kleinsten Schritten am Stand eine Drehung mit dem ganzen Körper weg von der Mauer, also nach rechts. Nun spürst du im Schulter-Arm-Bereich eine angenehme, nicht schmerzende Spannung. Vorsicht! Nicht zu schnell und zu weit drehen, es soll nie wehtun. Wenn du nun eine Drehposition erreicht hast, bei der du eine leichte, aber noch nicht schmerzende Spannung spürst, bleib stehen, neige deinen Kopf zur rechten Schulter und spüre, wie du nun noch mehr Spannung aufbaust. In dieser Position solltest du etwa eine Minute bleiben und ungefähr nach dem Muster ‚1..4..2' atmen; siehe oben. Anschließend die gleiche Übung in die Gegenrichtung. Wenn du's schaffst, mehrmals wechseln. Wenn dir das Mauerstützen im Detail zu schwer fällt, kannst du es auch vereinfachen: Dreh nicht den ganzen Körper von der Wand weg, sondern nur den Kopf, und neige diesen im Drehen. Achtung: Nichts übertreiben! Besser langsam aufbauen, als dem Körper zu viel zuzumuten.

Für Geübte: Den Arm an der Wand in drei verschiedenen Höhen positionieren. Einmal in Augenhöhe, einmal unmittelbar über dem Kopf und einmal in Brusthöhe.

Wie oft? Sei dein eigener Doktor und verschreib dir bei akuten Beschwerden, also Verspannungen, eine vierwöchige Mauerstützkur, bei der du die Übung täglich einmal machst. Sonst zweimal oder dreimal in der Woche. Wann? Am besten vor und nachdem du dich bewegt hast, also nach dem Gehen, dem Laufen oder dem Sport.

Ischias dehnen

Gegen Ischiasbeschwerden, Rückenschmerzen; häufige Muskelkrämpfe in den Beinen, vor allem den Waden, beim Laufen, Gehen oder Stehen oder auch ganz in Ruhe, beispielsweise im Bett; Einschlafen der Beine; ja sogar gegen Fersensporn.

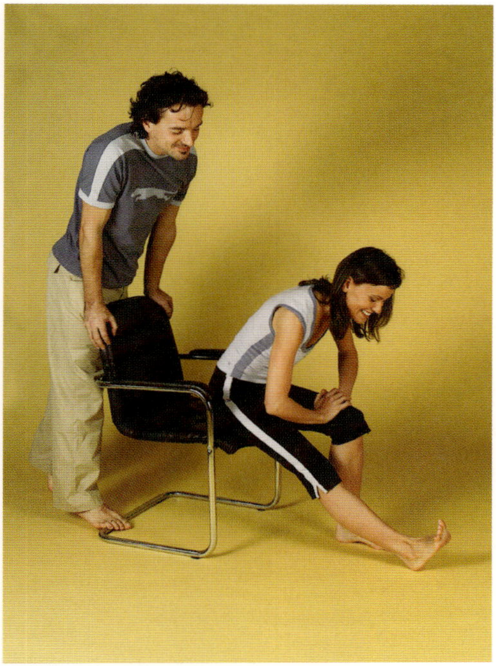

So geht's: Setz dich auf eine Sesselkante und stell das linke Bein ganz normal und locker auf den Boden. Das rechte streckst du durch und stellst es auf die Ferse. Zieh dann den rechten Vorfuß Richtung Kopf, so als wolltest du die Ferse vom Körper wegschieben, ohne diese aber vom Boden abzuheben. Beuge nun den Oberkörper langsam nach vorne, mach dabei keinen Buckel, lass den Rücken gerade, beuge dich also mit den Gelenken im Becken; Hals und Kopf bleiben locker, nicht nach oben strecken, schau einfach entspannt deine Zehen an; nur die Bauchmuskeln etwas anspannen. Beuge den Oberkörper so lange nach vorne, bis sich im gestreckten Bein oder im Gesäß eine leichte Spannung aufgebaut hat. Halte jetzt etwa eine Minute an und atme ungefähr ‚1..4..2'. Der Vorfuß bleibt während der ganzen Übung angezogen. Dann mit dem Oberkörper langsam zurückgehen, alles lockern und das Gleiche mit dem linken Bein machen. Wenn möglich, mehrmals wechseln.
Warum das Ischiasdehnen? Es verhindert vor allem das Verkürzen der Ischiasnerven, in zweiter Linie aber auch der Muskeln für das Hüftstrecken und Kniebeugen. Solche Verkürzungen führen häufig zu chronischen Beckenkippungen nach hinten und damit zu Bandscheibenüberlastungen und entsprechenden Schäden, vor allem auch bei Laufsportlern. Die Übung wirkt vorbeugend und kurierend.

Pomuskel dehnen

Diese Übung dient auch den Ischiasnerven, und es wäre gut, sie in Kombination mit dem ‚Ischiasdehnen' zu machen. Sie setzt aber nicht direkt, sondern nur indirekt am Ischias an; sie dehnt nämlich vor allem einen Muskel tief im Gesäß, der quer über den Ischiasnerv läuft, aber leider die Unart hat, bei hoher Muskelspannung auf den Nerv zu drücken und diesen zu stören.

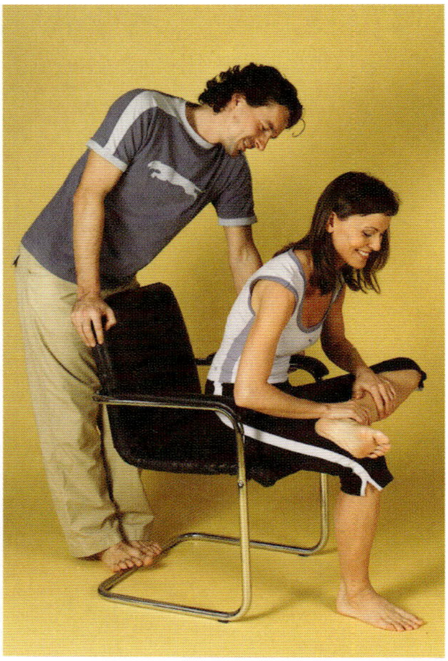

So geht's: Gleiche Grundposition wie beim Ischiasdehnen, also auf einer Stuhlkante, aber mit beiden Beinen ganz normal auf dem Boden. Schlag dann das linke Bein so über das rechte, dass das linke Sprunggelenk auf dem rechten Knie liegt. Der linke Unterschenkel sollte dabei einigermaßen waagrecht schweben. Und nun beuge dich wieder wie beim Ischiasdehnen mit geradem Rücken nach vorne, ohne Buckel oder gestreckten Hals, aber mit einer leichten Spannung in den Bauchmuskeln. Geh mit dem Oberkörper so lange nach vorne, bis du tief im Po eine Spannung spürst, in diesem Fall auf der linken Seite: Das ist er, der Muskel, um den es geht, atme jetzt nach ‚1..4..2'. Dein Ischias wird nun mehr Platz bekommen. Nach der Übung wieder alles lockern und seitenverkehrt wiederholen. Wenn du die Übung verstanden hast, kannst du sie auch im Stehen am Schreibtisch machen.

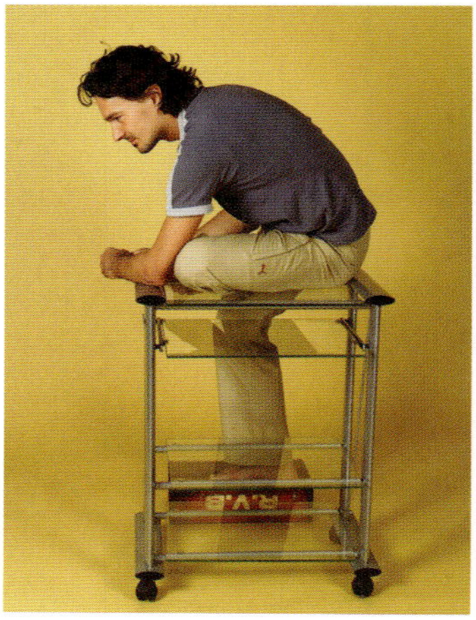

Und die anderen Muskeln?

Vergessen wir diese ganz? Nein, natürlich nicht. Doch darüber gibt es überall Informationen. Wir wollen daher nicht die x-te Wiederholung zum Muskeldehnen abdrucken. Viel wichtiger ist uns, dich für die körperliche Pflege deiner Nerven zu sensibilisieren. Wir sind nicht gegen das Muskeldehnen, nur sind wir davon überzeugt, dass Nervendehnen wichtiger ist. Wenn du beispielsweise Läufer bist und gewöhnlich vorher deine Muskeln dehnst, stell ruhig aufs Nervendehnen um. Du kannst nicht vor dem Laufen ‚auf die Schnelle' deine verkürzten Muskeln verlängern, aber du kannst durch aktivierte Nerven dafür sorgen, dass die Grundstellung deiner Muskeln stimmt. Und nach dem Laufen kannst du dann deine Muskeln dehnen; wenn dir danach ist. Doch das Nervendehnen, das legen wir dir wirklich ans Herz, ganz gleich ob du Läufer bist oder nicht. Es sorgt für deine innere muskuläre Balance.

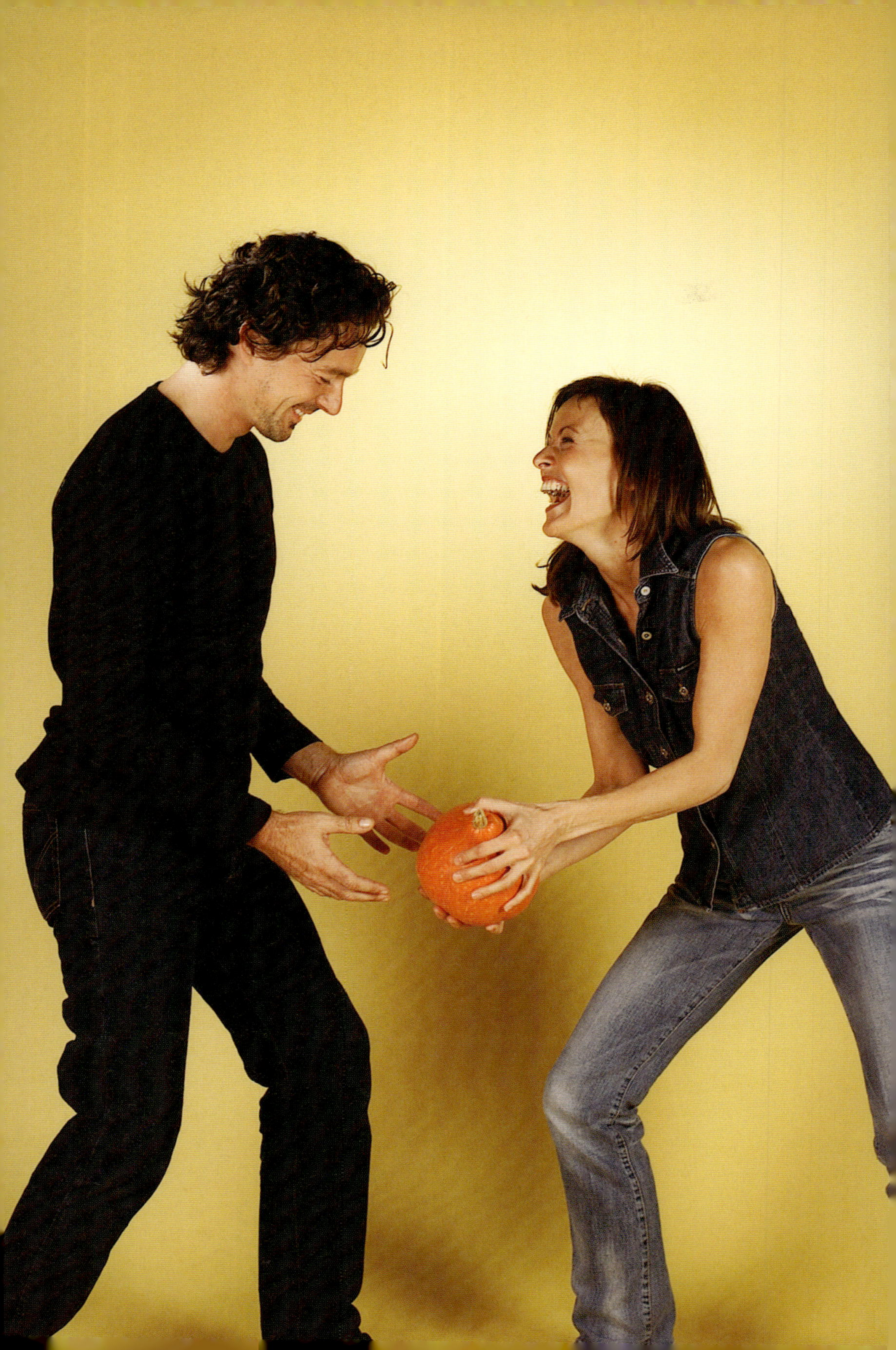

Mehr Power ins Powerhouse

Egal wie du deine Muskeln einsetzt, das Wichtigste ist die Kraft in der Körpermitte: Das ist dein Powerhouse. Ist es kräftig, kannst du auch Arme und Beine belasten. Ist es schwächlich, geben auch Arme und Beine nicht viel her.

Die Kraft aus der Mitte

Ein schwaches Zentrum muss von der Peripherie gestützt werden. Die Muskeln an den Armen und Beinen müssen dann die fehlende Kraft der Körpermitte, also des Rumpfes, ausgleichen. Arm- und Beinmuskeln müssen Haltefunktionen für die Gesamtstatik des Körpers übernehmen, wodurch ihnen Energie für ihre eigentlichen Aufgaben fehlt. Ein Fußballspieler mit schwacher Körpermitte kann zum Beispiel einen Ball nicht scharf schießen, auch wenn er eine gut trainierte Beinmuskulatur hat. Seine Beinmuskeln müssen die zu schwache Körpermitte stabilisieren, wodurch ihnen Kraft zum Schießen fehlt. So kann aus dem Schuss nur ein Schüsschen werden, und wegen der Überlastung der Beinmuskeln ist auch noch das Verletzungsrisiko höher.
Du hast dieses Problem nicht? Weil du kein Fußballer bist? Überhaupt kein Sportler? Du irrst dich, das ist für jeden wichtig, und heutzutage wegen unserer Bewegungslosigkeit noch mehr als früher. Wieder einmal zur Volksseuche Rückenschmerzen: Sie hat mehrere Ursachen. Eine ganz wichtige ist die Vernachlässigung unserer Rumpfmuskulatur. Ein Grund mehr, dir die folgenden Übungen ans Herz zu legen. Geh sie langsam an, vor allem wenn du eingerostet bist.

Powercenter

So geht's: Leg dich auf die Seite und steck die Füße unter einen Kasten, damit diese am Boden gehalten werden; oder jemand hält sie dir am Boden fest. Hebe nun deinen Oberkörper seitlich vom Boden ab, langsam, nicht reißen; bis auf 45 Grad, wenn du das schaffst. Bleib seitlich, die Hebearbeit soll nicht von den vorderen Bauchmuskeln, sondern von den seitlichen Rumpfmuskeln geleistet werden. Auch die Arme sollen nicht mithelfen. Also: seitliche Situps. Mach das fünfmal.

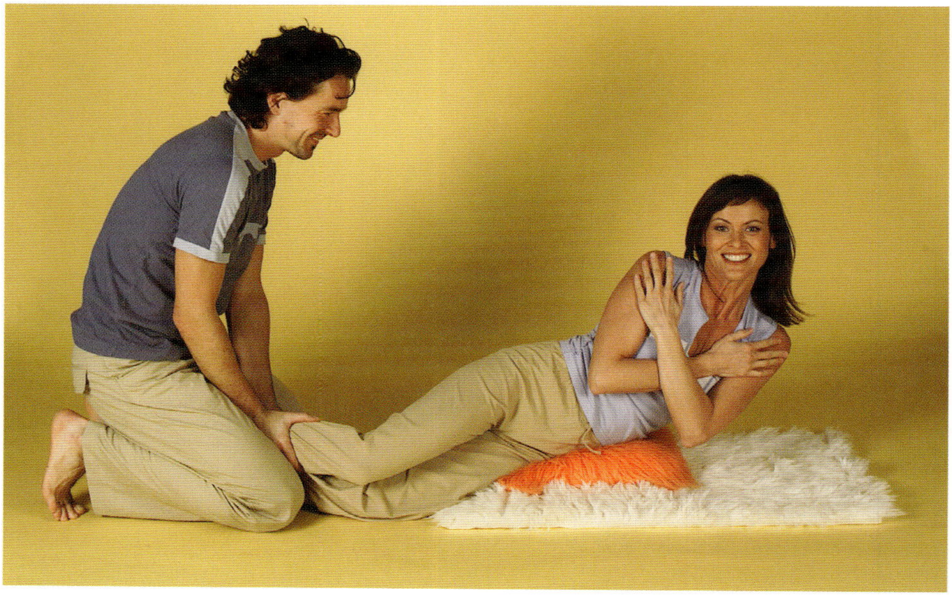

Das war's noch nicht, es geht weiter, nun aber so, dass du, wenn du oben bist, den Oberkörper auch noch drehst, und zwar so, als ob du die Decke anschauen möchtest. Also: seitliche Situps mit Verschraubung nach oben. Und schließlich dann auch noch fünf seitliche Situps mit Verschraubung nach unten: Du schwebst verdreht über dem Boden und schaust diesen an.
Es ist wichtig, die Bewegungen langsam zu machen und in dieser Reihenfolge. Die Arme verschränkst du dabei am besten vor der Brust. Wenn sie dir bei der Verschraubung nach unten im Weg sind, kannst du sie für diesen Übungsteil auch öffnen und links und rechts ausstrecken. Übernimm dich am Anfang nicht, bau die Übung langsam auf. Und mach sie natürlich mit beiden Körperseiten, einmal links und einmal rechts.

Powerpelvis

So geht's: Leg dich wieder auf die Seite, ganz entspannt auf das Bett oder den Boden, diesmal ohne die Füße festzuhalten. Winkle das untere Bein mit dem Hüftgelenk leicht nach vorne an und beuge dann leicht das Knie, eine Zickzackposition. Lass das obere Bein gestreckt, zieh aber dessen Vorfuß Richtung Knie und drehe die Ferse gleichzeitig nach oben; der obere Fuß ist also leicht geschraubt. Achte darauf, dass das Becken nicht nach hinten kippt, eher nach vorn.

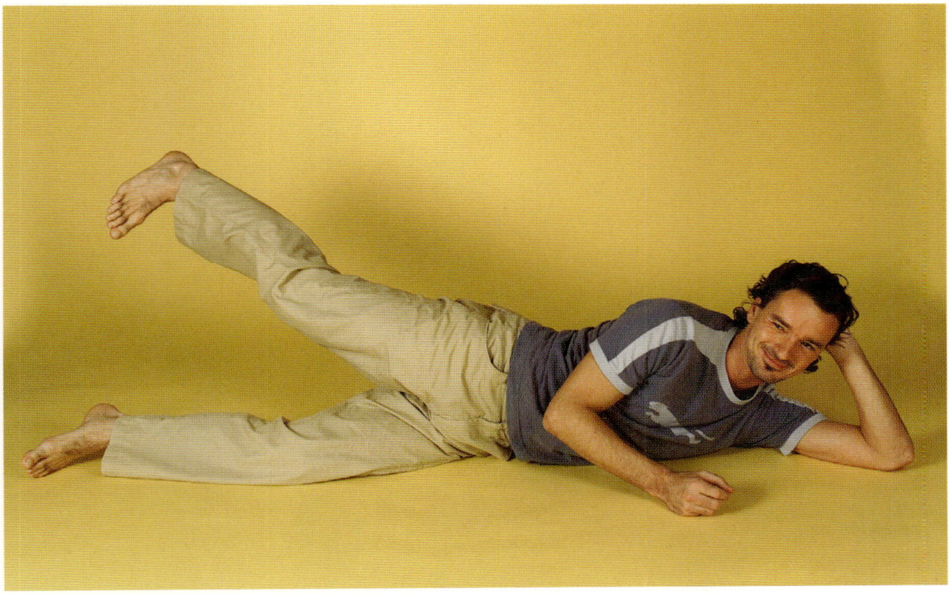

Aus dieser Grundposition hebe nun das obere Bein mehrmals an und senke es wieder, ohne es aber beim Senken aufzulegen, also immer in Spannung halten. Wenn du es richtig machst, spürst du die Belastung tief im Gesäß. Und dann die Übung natürlich seitenverkehrt.

Powerbridge

So geht's: Lass dich auf alle viere nieder – knie also auf dem Boden und stütze dich vorne mit den Händen und Unterarmen ab. Dann hebe die Knie und deinen Allerwertesten langsam an, bis das Körpergewicht nur noch von den Vorderfüßen und den Armen getragen wird. Bleib in dieser Position solange du kannst; bis zu drei Minuten, aber am Anfang weniger. Achtung: Lass deine Wirbelsäule nicht ins Hohlkreuz fallen, halte den Rücken möglichst gerade, spüre die Spannung in der Bauchdecke. Die Powerbridge ist eine tolle Übung für alle Muskeln, die deinen Rumpf stabilisieren.

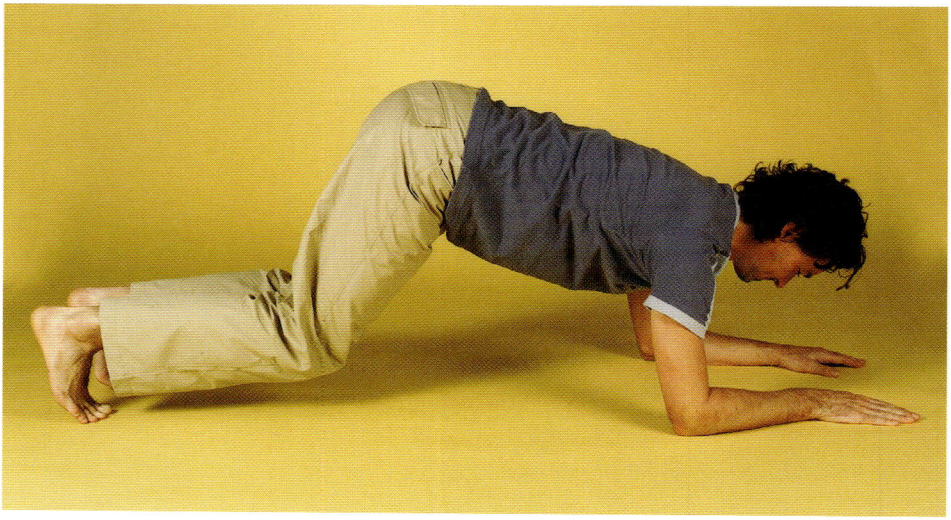

Superpowerrolle

Achtung, Hardcore! Mach diese Übung nicht, wenn noch ein Stück Couch Potatoe in dir steckt. Die Superpowerrolle ist für Trainierte.

So geht's: Leg dich am Boden auf den Rücken, aber nur mit dem Rumpf, Arme und Beine berühren den Boden nicht. Rolle nun langsam auf den Bauch, und zwar ohne dass Arme oder Beine den Boden berühren; und dann wieder zurück. Die einzige Auflagefläche bleibt der Rumpf. Dreh dich so langsam, wie du kannst. Versuche gleichmäßig zu rollen und nicht abzukippen. Rollen, auf

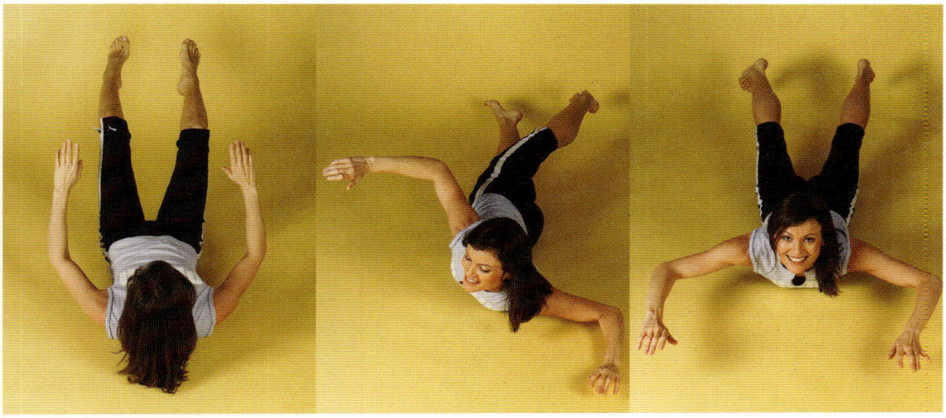

keinen Fall reißen, sanft bleiben, die Übung langsam aufbauen. Mach das mehrmals hin und her. Du wirst wohl einige Zeit brauchen, bis es klappt.

Marc

Ein tolles Fußballtalent, schon mit 17 auf dem Weg zur Spitze. Aber es plagen ihn Schmerzen an Knie und Rücken. Wenn die Belastungen zunehmen, werden die Schmerzen so stark, dass er am Fußball nicht mehr seine volle Leistung bringen kann. Und als ob das nicht schon genug wäre, fallen dem Trainer auch noch Mängel an Marcs Koordinationsfähigkeit auf, die dieser trotz großer Bemühungen nicht beseitigen kann.

Helmut: „Marc kommt zu mir. Ich schau ihn genau an und entdecke Erstaunliches: Der sehr kräftige, ja sogar bullige junge Mann zeigt am Rumpf ein deutliches muskuläres Ungleichgewicht, vor allem seine seitlichen Rumpfstabilisatoren sind nicht aktiv. Marc hat wenig Zeit zur Gesundung, er muss Leistung zeigen. Daher entwerfe ich folgendes Crashprogramm: Um die Rumpfmuskeln in die Balance zu bringen, zuerst craniosacrale Übungen, vor allem verschiedene Variationen der Schraube und des Halbmonds. Und nach ein paar Tagen zusätzlich Übungen fürs Powerhouse. Schon nach einer Woche gehen die Schmerzen zurück. Das motiviert Marc so, dass er die Übungen beibehält und in sein persönliches Trainingsprogramm einbaut. Und das ist gut so. Marc wird ein erfolgreicher Fußballer, er erreicht die oberste Liga."

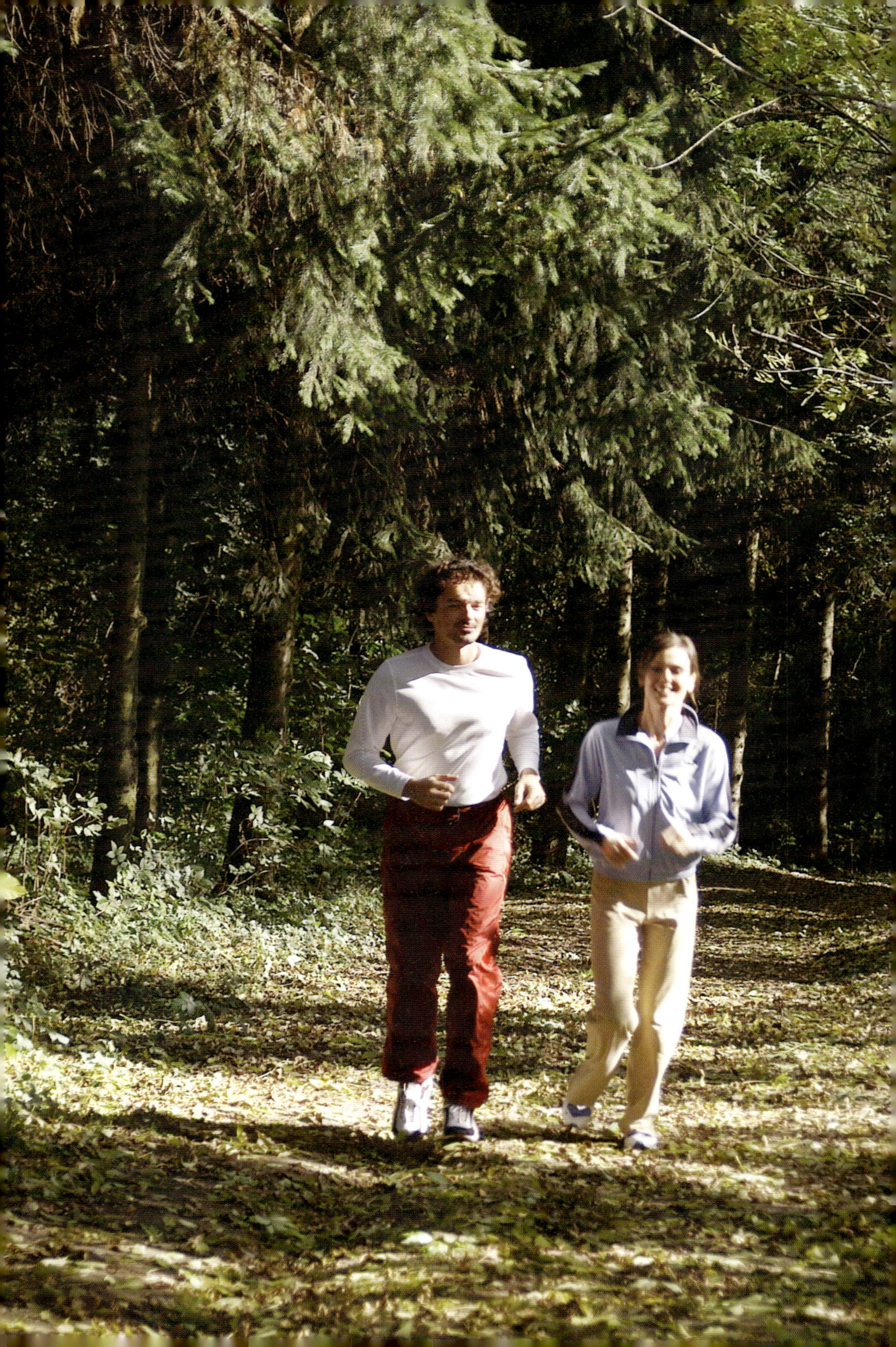

Gentle Running

Bewegung ist die beste Pille. Wir reden zu viel über Cholesterin und zu wenig über Bewegung. Diesem Satz würden heute mehr Menschen zustimmen als noch vor ein paar Jahren. Es hat sich also etwas getan.

Kleine Kinder tun's von selber

Wer ihr äußeres Verhalten beobachtet, kommt aus dem Staunen nicht heraus. Wenn kleine Kinder sich frei entwickeln können, pendeln sie in einem natürlichen Dreieck zwischen körperlicher Bewegung, Ruhepausen und geistiger Anregung durch Spielen. Die Bewegung schaut bei Kleinkindern so aus, wie wir es alle brauchen würden: Es ist meistens eine Art ganzkörperliches Laufen, sozusagen mit Händen und Füßen, aber sehr spielerisch und eher ohne Leistungsdruck. Es gibt auch für Erwachsene kaum etwas Besseres: langsames Laufen oder etwas Ähnliches. Und noch etwas Wichtiges zeigen uns Kinder: Sie können nie stundenlang bewegungslos sein, als ob sie angeschraubt wären. Irgendwie müssen sie immer ein wenig herumzappeln, auch wenn sie sitzen, so wie der berühmte Zappelphilipp, das Schreckensbild der Erwachsenen. All das könnte uns Vorbild sein; Kinder zeigen uns ganz unverbildet, was wir brauchen.

Ein Urbedürfnis

Das ist Bewegung. So wie essen, trinken, schlafen, Partnerschaft, Sex und anderes. Wir sind nicht dafür geschaffen, ständig stillzuhalten, wie es die moderne Zivilisation von uns in einem hohen Maß verlangt. Wir haben ein Ruhebedürfnis und ein Bewegungsbedürfnis. Und wenn Letzteres ständig unterdrückt wird, geht es uns so wie bei allen Verdrängungen: Es stellen sich woanders negative Folgen ein, körperliche und mentale. Ja, auch mentale: schlechte Laune zum Beispiel, Minderwertigkeitsgefühle oder gar Depressionen. Und die Schäden unserer chronischen Bewegungslosigkeit erkennen wir gar nicht mehr als solche und versuchen daher, sie vom Arzt kurieren zu lassen, anstatt uns einfach zu bewegen. Regelmäßige Bewegung stärkt über eine Vielzahl biologischer Mechanismen unser Wohlbefinden und unsere Gesundheit. Alles degeneriert, was nicht bewegt wird. ‚Use it, or loose it!' So sind wir gebaut.

Auf den ersten Blick setzt Bewegung vor allem bei unserer Biophysik an: Sie stärkt Muskeln und Knochen und alles, was dazu gehört. Dadurch kann sie dein Leben wesentlich leichter machen; es ist nämlich ganz und gar nicht angenehm, sich mit einem verwahrlosten Bewegungsapparat über die Jahre schleppen zu müssen. Doch das ist längst nicht alles, Bewegung stärkt auch deine Biochemie: Herz und Kreislauf, Blut, Hormone, Stoffwechsel, alles wird durch Bewegung gepflegt. Und schließlich wirkt Bewegung vielleicht überraschenderweise auch auf deinen Geist, dein Gemüt, dein Seelenleben: Wer sich regelmäßig bewegt, hat mehr Ideen und ist geistig beweglicher, sein Gedächtnis ist besser, und er neigt weniger zu depressiven Verstimmungen.

‚Gentle Running', Jogging, Dauerlaufen ...

Deinem Wohlbefinden entgegenlaufen – das ist ‚Gentle Running', ein Bestseller, den Rudi vor ein paar Jahren gemeinsam mit dem Feldenkraistrainer Wim Luijpers geschrieben hat. ‚Gentle Running' versucht, den Zwiespalt unserer kollektiven ‚Bewegungskultur' zu überwinden. Überspitzt gesagt: Wir brauchen Bewegung, doch der größere Teil der Bevölkerung untertreibt mit Bewegungslosigkeit, und ein kleinerer übertreibt mit Leistungssport. Daher empfiehlt ‚Gentle Running' etwas dazwischen: im Grunde eine Modernisierung des von der Marathonwelle zugedeckten und daher fast vergessenen guten alten Dauerlaufens. In seinem Bewegungsablauf ist ‚Gentle Running' durchdachter; ebenso in der Atmung. Aber es ist genauso langsam wie Dauerlaufen, und es orientiert sich genauso nur am Wohlbefinden und nicht am Wettbewerb, nicht an Metern und Sekunden, nicht an höher, weiter, schneller.

‚Gentle Running' kompakt

1. Kein Leistungsdruck: Das Laufen soll dein Wohlbefinden steigern. Daher sollst du dich nicht schinden und Wettbewerben eher ausweichen, wenn du diese nicht wirklich von innen heraus willst. Vergiss alle Vergleiche mit anderen und versuche, beim Laufen deine ureigensten inneren Bedürfnisse zu spüren und dich danach zu richten.

2. Langsam laufen: mit kurzen Schritten, den Körper gestreckt und in Vorlage, die Brust geöffnet, nicht eingesunken. Die Füße kommen auf der ganzen Fläche auf und rollen sanft ab. Durch das langsame Laufen werden die Schritte von selbst kürzer. Schnelles Laufen würde sie länger machen und dich in die Rückenlage bringen. Das würde dich aber gleichzeitig wieder bremsen, weil der Körper in Rückenlage dorthin zeigt, wo er gar nicht hin will, nach hinten. Schau dich um: Viele Läufer laufen in Rückenlage mit zu großen Schritten und belasten dadurch ihre Knochen und Gelenke.

3. Mit dem ganzen Körper laufen: Die Kraft kommt nicht aus den Beinen, sondern aus dem Becken, aus dem Powerhouse, dort, wo die stärksten Knochen und Muskeln sitzen. Konzentriere dich auf die Drehung des Beckens, mach diese aktiv, so dirigierst du alle anderen Bewegungen vom Zentrum aus. Viele Läufer laufen mit zu starrem Becken und konzentrieren dadurch die ganze Belastung auf Beine, Knie und Füße.

4. Ganz langsam anlaufen: In den ersten paar Minuten langsamer als ein Spaziergänger, und erst dann etwas zulegen. Dabei tief aus- und einatmen, den Atem für den ganzen Lauf einregulieren. Das langsame Anlaufen ist besonders wichtig; es gewöhnt deinen Körper an die Bewegung, es wärmt Muskeln, Bänder und Gelenke an. Schnelles Anlaufen führt zu inneren Mikroverletzungen.

5. Eine Dreiviertelstunde, das wäre die ideale Laufzeit. Eine Stunde ist ebenso in Ordnung, wenn du sie einmal gewohnt bist. Auch eine halbe ist o. k. Viel weniger wäre zu wenig, außer du bist Anfänger. Doch auch Geübte sollten besser aufhören, solange sie noch das Gefühl haben, ‚Laufen ist etwas Schönes'. Wenn du jedes Mal mit Überlastungsgefühlen aufhörst, merkt sich das der Körper, und er erinnert sich daran, wenn's darum geht, ob du das nächste Mal wieder laufen willst oder nicht.

6. Dreimal in der Woche oder mehr, das wäre ideal. Und nicht nur am Wochenende, mindestens einmal auch irgendwo in der Wochenmitte. Auch bei ‚schlechtem' Wetter: Schlechtes Laufwetter gibt's nur im Kopf. Wetter ist Gewohnheit. Dein Körper braucht immer Bewegung, nicht nur bei Sonnenschein und nicht nur im Sommer. Und wenn's kalt ist, nicht zu viel anziehen; du trägst einen inneren Ofen mit.

7. Laufabwechslung: Nicht jedes Mal haargenau dieselbe Strecke ‚trotten'. Das ist einerseits wichtig für dein Gemüt, eine Vorkehrung gegen Lauflangeweile; und es ist andererseits wichtig für deine Biophysik. Deine Beine und Füße schätzen es, wenn du ihnen immer wieder andere Laufflächen bietest; auch während ein und desselben Laufes, weil sie dadurch nicht einseitig belastet werden und möglichst viele Muskeln und Bänder abwechselnd drankommen.

8. Vorher und nachher trinken: Mach dir nicht so viele Gedanken über Elektrolyte oder wer weiß, was man dir einreden will, trink einfach Wasser, wenn du willst mit einem Schuss Fruchtsaft oder Kräutertee. Möglichst ohne Kohlensäure.

9. Bei Laufschmerzen nicht aufgeben: Jeder kann das einmal haben, vor allem Anfänger, deren Körper keine Bewegung mehr gewohnt ist. Der Schmerz ist ein Signal, probier herum, damit du erkennst, was es dir sagen will: Langsamer laufen? Kürzer laufen? Nicht immer denselben Untergrund? Andere Schuhe? Auf jeden Fall brauchst du Geduld. Lauf den Schmerz nicht nieder, suche laufend das Problem.

10. Das Laufen ins Leben einbauen: Ideal wäre es, wenn du das Laufen nicht als Freizeitbeschäftigung ansehen würdest, sondern als ‚Körperpflege'; ja nicht einmal als Ausgleich, sondern als Teil deines Lebens. Dann bekommst du zum Laufen einen anderen geistigen Zugang. Oder kennst du jemanden, der sich nur bei schönem Wetter wäscht? Oder sich monatelang nicht wäscht? Oder sich um die Wette wäscht? Oder? Oder? Oder?

Die Nase ist zum Atmen da

Das empfehlen wir dir auch. Viele aus der Läuferszene überrascht das, ja sie lehnen diesen Ratschlag sogar ziemlich vehement ab, weil sie meinen, beim Laufen könne man nur durch den Mund keuchen. Das mag bei Sprints so sein, es stimmt aber beim Dauerlaufen ganz sicher nicht. Und warum durch die Nase atmen? Weil Nasenatmen zugleich Bauchatmen ist, also Atmen mit der ganzen Lunge, vor allem auch mit dem unteren Teil der Lunge. Beim Mundatmen gibt es hingegen eine Tendenz, nur den oberen Teil der Lunge zu beatmen, die Lunge also nicht voll auszunützen. Außerdem reinigt und temperiert die Nase die Luft. Nasenatmen ist mehrfach bekömmlicher.

Und noch etwas vielleicht Überraschendes: Wer gut atmen will, sollte nicht das Einatmen betonen, sondern das Ausatmen; den Akzent also nicht auf das Luft-Einziehen setzen, vielmehr auf das Leeren der Lunge. Gutes Ausatmen ist mindestens genauso wichtig wie gutes Einatmen, weil wir dadurch Giftstoffe loswerden. Wenn du dich vor allem um das Ausatmen kümmerst, läuft das Einatmen von selbst; umgekehrt ist das leider nicht so.

Wenn es dir leichter fällt, kannst du auch mit dem Mund ausatmen und mit der Nase einatmen, wie wir es weiter oben für die Atemübung empfehlen. Nicht bekömmlich ist jedenfalls das flache Keuchen durch den Mund, wie es leider bei vielen Läufern zu beobachten ist.

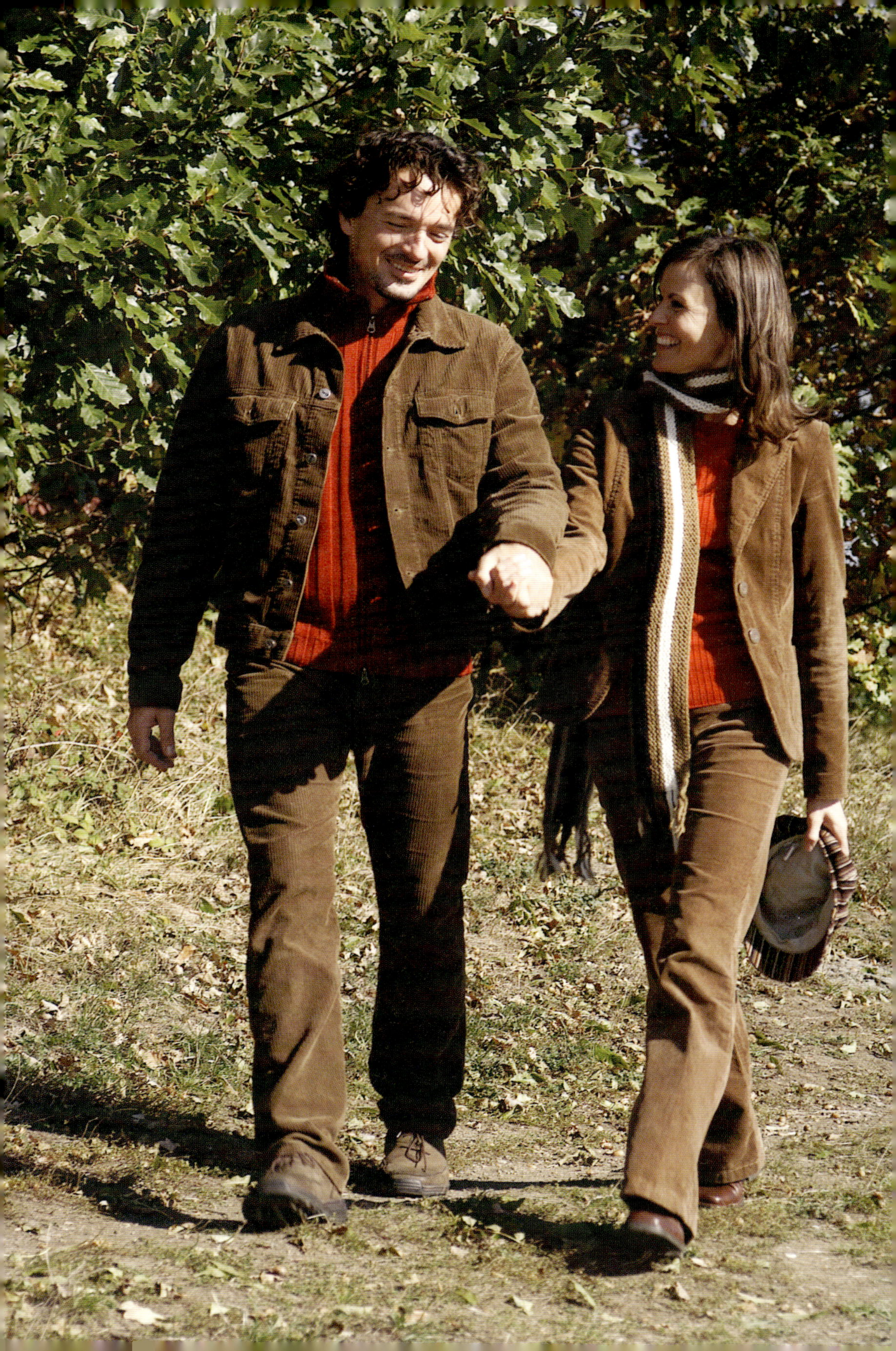

Die Wiederentdeckung alter Hausmittel

Deine Hebel in Bewegung setzen! Darum geht es. Und letztlich nicht darum, ob du joggst, nordic walkst, bikest, golfst ... und wie die coolen Sachen alle heißen. Einfach bewegen. Sogar beim Sitzen.

Das gute alte Gehen

Das ist ein seit einiger Zeit unterschätztes Hausmittel. Es wird zwar gegangen, aber zugleich sind Gehen oder gar Wandern etwas aus der Mode. Nichts gegen die boomende Laufbewegung oder gegen das neue Nordic Walking, das im Begriff ist, sich neben dem Laufen zu etablieren. Wir sollten aber auch nicht die Segnungen vergessen, die das einfache gute alte Gehen für unser Wohlbefinden und unsere Gesundheit haben kann. Nicht Dahinkriechen meinen wir damit, sondern flottes Spazierengehen mit tiefem Atmen, wie beim ‚Gentle Running' möglichst durch die Nase, und ebenso an Licht und Luft, bei jedem Wetter, im Sommer und im Winter, einfach um der Bewegung willen, mit oder ohne Ziel.

Gehen ist einfach so schön einfach

Einer der größten Vorteile des Gehens: Du brauchst dich nicht umzuziehen, also kannst du es aus dem Stand machen, und du brauchst dich nachher nicht zu duschen. Alles, was du zum Gehen brauchst, ist ein Paar bequemer Schuhe. Und weil Gehen ganz ohne Vorbereitung und ohne Nachsorgung auskommt, fällt der Entschluss, es zu tun, besonders leicht: ideal für Menschen, die wenig Zeit haben und ihre ganze Kraft in einen langen Arbeitstag stecken. Ebenso günstig ist Gehen für Leute mit wenig Antriebsenergie, die chronischer müde sind; oder in Konfliktsituationen und in Lebenskrisen; und für alle, die nicht laufen wollen oder können, weil zum Beispiel die Bandscheiben rebellieren oder weil sie Gelenksarthrose haben oder gerade von einem Infekt genesen sind. Gehen kannst du mit einer Besorgung verbinden, und du kannst es mehrmals am Tag machen. Du kannst ein Fahrstuhlverweigerer und Stiegensteiger werden. Jede Minute gehen hilft dir. Und täglich eine halbe Stunde, ganz geplant, das wäre großartig.

Gehen pflegt Körper und Seele

Wir können gar nicht alle Segnungen aufzählen, die eine gute halbe Stunde Gehen täglich für die körperliche Gesundheit hat: wie beim Dauerlaufen nicht nur für den Bewegungsapparat, sondern auch für die Biochemie und für dein Seelenleben. Wie jede Ausdauerbewegung, die mit wenig Druck, aber stetig gemacht wird, wirkt nämlich auch flottes Gehen irgendwie meditativ. Dein Geist wird frei, es lösen sich viele gedankliche und emotionale Knoten, neue Ideen tauchen auf, Lösungen für anstehende Probleme fallen dir ein. Der Sauerstoff und das Licht vertreiben depressive Anwandlungen und mobilisieren Selbstheilungskräfte. Dabei wirkt Gehen je nach der Tageszeit durchaus verschieden: Am Morgen baut es Energien für den Tag auf; nach dem Mittagessen fördert es die Verdauung; und am Abend wirkt es beruhigend, also ideal vor der Schlafenszeit. Wenn du am Abend eine Hauptmahlzeit einnimmst, wäre Gehen danach besonders wichtig: Der Darm versteht das als Arbeitsaufforderung; er weiß, jetzt wird noch nicht gepennt. Also verdaut er, und du wirst dann besser schlafen.

Maria

Eine Frau geht sich gesund. Mit dreißig bringt Maria ihr zweites Kind zur Welt, ein Mädchen. Aber nach einem Monat trifft sie ein schwerer Schicksalsschlag: In einer Nacht stirbt das Baby. Obduktionsbefund: plötzlicher Kindstod. Maria ist eine starke und natürliche Frau, die mit beiden Beinen im Leben steht. Das erwartet man von ihr auch. Und daher versucht sie, ihre Trauer und innere Verzweiflung so wenig wie möglich zu zeigen. Doch dafür zahlt die bisher kerngesunde Frau einen hohen Preis: Ihre Kraft nimmt deutlich ab, Atemnot bei der geringsten Belastung, Antriebslosigkeit, Schwindelanfälle und Panikattacken. Doch alle Laboruntersuchungen und neurologischen Überprüfungen zeigen nichts.

Margarethe: „So kommt sie in meine Ordination und sitzt vor mir; fahl im Gesicht, traurige und müde Augen, fertig. Nach einem langen Startgespräch vereinbaren wir eine wöchentliche Akupunktur sowie weitere Gespräche. Und vor allem jeden Tag flottes Gehen, mindestens eine halbe Stunde, besser eine ganze, damit die viel beschäftigte Hausfrau, Mutter und Halbtagssekretärin in einer Großgärtnerei endlich Zeit für sich selbst hat; und Zeit, ihre Trauer zu fühlen und den Tod ihres Kindes zu verarbeiten, also ‚Trauerarbeit' zu leisten. Sie geht immer am Morgen bei Sonnenaufgang, und schon nach wenigen Tagen zeigen sich erste Zeichen der Besserung. Bald fühlt sie sich körperlich wieder stärker, ihre Gesichtsfarbe kehrt zurück, die Schwindelgefühle werden schwächer. Wenn sie eine ‚Traurigkeitsattacke' überfällt, geht sie sofort spazieren. Das strengt sie nicht an und lenkt sie dennoch ab; anschließend ist alles leichter. Nach einiger Zeit geht auch ihr Mann mit. Sie können Gespräche führen, die beiden helfen. Durch ihre Nachdenkarbeit wird Maria schließlich auch bewusst, dass sie nicht mehr in der Großgärtnerei arbeiten will. Sie sucht sich einen anderen Job. Es wird noch eine Weile dauern, aber Maria wird wieder ganz gesund werden. Irgendwie bin ich selbst überrascht, wie gut ihr vor allem auch das tägliche Gehen geholfen hat."

Locker am Hocker

Sitzen ist anstrengend; für die Wirbelsäule anstrengender als Stehen oder Gehen, weil der Druck auf die Bandscheiben größer ist, und weil die Muskeln am Rücken leicht verspannen. Doch das Hauptproblem ist nicht so sehr das Sitzen an sich, sondern das Stillsitzen. Besser ist bewegliches Sitzen, unruhiges Sitzen, und immer wieder aufstehen und ein paar Schritte gehen. So können sich die Muskelanspannungen wieder lösen. Seit einiger Zeit bauen die Sesselmacher die Stühle immer mehr der Körperform nach. Körpergerecht wird das genannt, obwohl eher das Gegenteil wahr ist, weil du dich in diesen Schalen nicht mehr bewegen kannst. Da das Sitzen nur einigermaßen erträglich ist, wenn du ständig in Bewegung bist, gibt es in Wahrheit nur ein Wundergerät: Es ist der gute alte Hocker. Einer mit dünner Auflage und – wenn du willst – mit einer ganz einfachen Lehne, die deine Bewegungen nicht behindert. Auch ein altes Hausmittel.

Geist und Gemüt:

dein Seelenleben

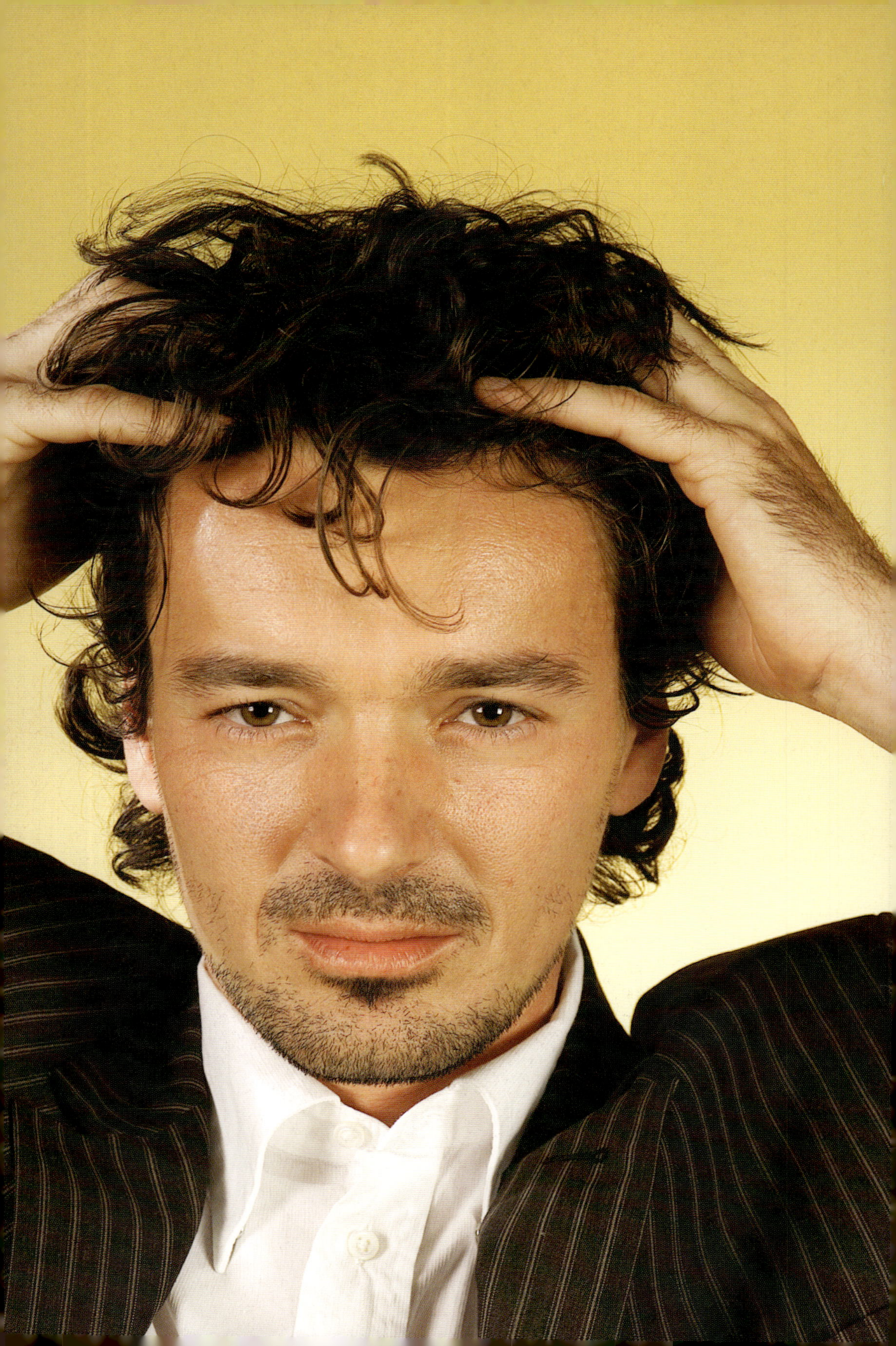

Stress, Stress, Stress

Kopfarbeit statt Knochenarbeit, Leistungsdruck und Unsicherheit: Immer mehr Menschen werden von der Hochleistungsgesellschaft überfordert. Ihre Körper und Seelen rebellieren. Forscher sprechen von der Plage des 21. Jahrhunderts.

Schwein gehabt

Rückblende: Vor zehntausend Jahren in der Steinzeit. Bewaffnet mit Keulen, trotten Fred Feuerstein und sein Freund Barney Geröllheimer seit Stunden durch den Buschwald auf der Suche nach Wild. Plötzlich stehen die beiden vor einer Wildsau, nur einen Steinwurf entfernt, hinter ihr fünf kleine Frischlinge, und im gleichen Augenblick startet das Muttertier auch schon los Richtung Fred und Barney. Stress total: Sofort wird Freds Körper, ebenso Barneys, überschwemmt mit Stresshormonen, Adrenalin und Noradrenalin vor allem. Obwohl die beiden erfahrene Jäger und für Steinzeitverhältnisse gut ausgerüstet sind – ihre Hartholzkeulen sind gespickt mit scharfkantig herausstehenden Steinzacken –, hätten sie gegen eine wütende Wildsaumutter, die ihre Brut verteidigen will, keine Chance. Das erkennen Fred und Barney in Sekundenbruchteilen und geben Fersengeld. Sie nehmen in einer Geschwindigkeit Reißaus, dass sie sich selbst wundern. Das machen die Stresshormone möglich, die inzwischen bis in ihre letzten Finger- und Zehenspitzen geschossen sind. Sie haben dafür gesorgt, dass Freds und Barneys Körper in Sekundenbruchteilen zu Fluchtmaschinen wurden. Die Hormone haben alle Kräfte, die irgendwo in den beiden versteckt waren, für die Flucht mobilisiert. Da die Wildschweinmutter nicht wirklich an Fred und Barney, sondern nur an der Verteidigung ihres Nachwuchses interessiert ist, müssen die beiden nicht weit sprinten. Nach ein paar Steinwürfen können sie wieder Tempo wegnehmen, aber auf dieser kurzen Strecke erreichten sie aus dem Stand Geschwindigkeiten in der Nähe heutiger Olympioniken. Dank ihrer Stresshormone.

Schwein gejagt

Noch keuchen die beiden, aber der schnelle Fluchterfolg erleichtert sie so, dass sich ihre Körper bald wieder auf Normalbetrieb umstellen können: Anti-Stress-Hormone sorgen dafür. Normalbetrieb heißt auf der Steinzeitjagd mit erhöhter Aufmerksamkeit, aber nicht ständig sprungbereit. Immer wieder hören oder sehen sie Tiere, nichts für sie, aber dann ist ihnen das Jagdglück doch noch hold. Sie begegnen einem einzelnen Eber. Wieder Stress total: Die Hormone schießen ein, in einer Sekunde entscheiden die beiden, diesmal nicht zu fliehen, sondern den Kampf zu wagen, der Eber ist noch nicht ausgewachsen und offenbar unerfahren. Ihn zu erlegen, ist dennoch kein Kinderspiel. Doch die gleichen Hormone, die ihnen vorher zur Flucht verholfen haben, geben ihnen nun die Kraft und den Mut, den Eber sofort von zwei Seiten her zu attackieren: Einer rennt vorne, der andere schlägt mit der gespickten Keule von hinten zu, und dann sofort umgekehrt, hin und her. Es dauert schon eine Zeit lang, bis sie das gefährliche Tier mit einem gut gezielten tödlichen Schlag auf den Kopf endlich erlegen können. Müde sinken Fred und Barney zu Boden, ihr Jagdglück erfüllt sie mit tiefer Zufriedenheit, die Stresshormone zerfallen wieder. Die beiden freuen sich auf den Wildschweinbraten, ihre Körper sind erschöpft, aber mehr und mehr entspannen sie sich.

Fight or flight

Kämpfen oder davonfliegen, sagt man im Englischen leichtfüßig-poetisch. Und schwerfüßiger im Deutschen: Kampf oder Flucht. Das ist die Entscheidungssituation, in die uns Stresshormone versetzen, wenn es sein muss in Sekundenbruchteilen. Kaum hat das Gehirn die Lage erkannt, die Gefährlichkeit des Wildschweins, versetzt es den gesamten Körper mit Hilfe vieler chemischer Botenstoffe in totale Alarmbereitschaft, den Stress. Das Herz schlägt schneller und versorgt so den Körper mit mehr Kraft, jede Müdigkeit verfliegt schlagartig, alle Energie wird dort abgezogen, wo sie jetzt nicht gebraucht wird, aus der Verdauung zum Beispiel, und strömt in die Muskeln. Vorbeugend wird die Immunabwehr angekurbelt, die Blutgerinnungsfähigkeit erhöht und das Schmerzempfinden mit Opiaten betäubt. Doch sobald sich das Umfeld wieder entspannt hat, durch eine erfolgreiche Flucht oder einen überstandenen Kampf, wird alles wieder normalisiert, der Organismus beruhigt sich langsam wieder. Eine tolle Ausrüstung, diese psychobiologische Fähigkeit zum Stress und zur

Stressbewältigung, gedacht für Situationen auf Leben und Tod. Sie hat sich in der Geschichte der Menschheit in vielen zigtausend Jahren bewährt. Doch auf unser heutiges Leben passt sie leider nicht mehr so recht.

Zur Sau gemacht

Am Beginn des 21. Jahrhunderts sitzt Alfred Feuerstein, Freds ferner Nachfahre, täglich im selben kleinen Büro vor dem Computer. Jedenfalls wenn er nicht unwillige Kunden abklappern muss, denen er Futtermittel verkaufen soll, und das natürlich mit immer freundlicher Miene. Alfred steht unter Dauerstress: Sein Chef drängt, weil die Verkaufszahlen schon seit längerem die Vorgaben nicht erreichen. Und seit Gerüchte über Personalabbau die Runde machen, ist das Betriebsklima im Keller: Alfred glaubt, Anflüge von Mobbing zu spüren.
Er wird von keinem Wildschwein bedroht, aber er fühlt sich von allen zur Sau gemacht. Er ist keiner großen Einzelbedrohung auf Leben und Tod ausgesetzt, sondern vielen Widerwärtigkeiten, von denen die meisten eigentlich gar nicht so dramatisch sind; aber das kann Alfreds Inneres, zermürbt vom alltäglichen Druck, gar nicht mehr so recht unterscheiden. Ständig registriert sein Gehirn ‚Gefahr', mehr als es eigentlich notwendig wäre, und dementsprechend sieht es in Alfreds Körper aus: ein ständiges stresshormonelles Auf und Ab, es gibt fast keine Normalisierung mehr. Was die Menschennatur nur für ein paar Stunden gedacht hat, hält jetzt Jahre an.

Nicht nur unser Alfred, immer mehr Menschen leben heute so. Und entgegen einer landläufigen Vorstellung sind es nicht so sehr Selbstständige oder Chefs, die darunter leiden, also Leute, die etwas zu reden und Entscheidungsspielraum haben, sondern Arbeiter und Angestellte mit monotonen, anspruchslosen Arbeiten ohne eigene Entscheidungsmöglichkeiten, aber in ständiger Unsicherheit und ‚denen da oben' irgendwie ausgeliefert. Selbstständige und Chefs leben vor allem dann im Dauerstress, wenn ihnen beruflicher Abstieg droht. Und bei Frauen kommt noch die Doppelbelastung dazu. Entscheidend scheint die Kontrolle über das eigene Tun zu sein.

Kleine und große Stressoren

In der Wissenschaft heißen die Stressmacher Stressoren. An der Universität Hamburg hat man versucht, die typischen Stressoren unserer Zeit aufzulisten und zu gewichten. Die folgende Aufzählung lehnt sich daran an. Sie beginnt mit gering wirkenden Stressoren und steigt bis zu den maximalen an. Letztere können bis zu zehnmal so viel Druck erzeugen wie die kleinen. Dabei ist interessant, dass auch Ereignisse, die wir üblicherweise unter ‚angenehm' einstufen würden, Stress machen können. Hier die aufsteigende Liste: geringfügige Gesetzesüberschreitungen, Weihnachten, Urlaub, neue Essgewohnheiten, neue Schlafgewohnheiten, Schulden über tausend Euro, neue Freizeitgewohnheiten, Schulwechsel, Wohnungswechsel, Änderung der Arbeitsbedingungen, Probleme mit Vorgesetzten, Anfang oder Beendigung einer Schule, Partner beginnt oder beendet Arbeit, hervorragende persönliche Leistung, Probleme mit angeheirateten Verwandten, Tochter oder Sohn zieht aus, Änderung des beruflichen Verantwortungsbereichs, Lohnpfändung, hohe Schulden, mehr Streit mit dem Partner, Umschulung, Tod eines engen Freundes, weniger Einkommen, geschäftliche Veränderungen, Familienzuwachs, sexuelle Probleme, Schwangerschaft, Erkrankung eines engen Angehörigen, Pensionierung, Arbeitslosigkeit, Heirat, Unfall oder Krankheit, Tod eines engen Angehörigen, Gefängnis, Trennung vom Partner, Scheidung gegen den eigenen Willen, Tod des geliebten Partners.

Krankmacher Dauerstress

Eigentlich brauchen wir Stress. So wie wir unsere Muskeln immer wieder bewegen müssen, damit sie nicht verkümmern, brauchen wir auch psychische Belastungen, um geistig und mental fit für Neues zu bleiben. Aber nicht andauernd. Dauerstress macht krank. Viele chronische Befindlichkeitsstörungen und Krankheiten der heutigen Zeit haben damit zu tun: chronische Müdigkeit, Erschöpfung, Antriebslosigkeit, Resignation, Schlafstörungen, Nervosität, innere Unruhe, Gereiztheit, Aggressivität, Verbissenheit, mangelndes Selbstwertgefühl, kein Selbstvertrauen, Depression, Kopfweh, Nackenverspannungen, Rückenschmerzen, sinkende sexuelle Libido, bei Männern Impotenz und bei Frauen Zyklusstörungen, häufige Infekte wegen der geschwächten Immunabwehr, Magen-Darm-Störungen, Diabetes, Bluthochdruck, Schlaganfall, Infarkte. Beispiel chronische Müdigkeit: Ein Viertel der Patienten in Margarethes allgemeinmedizinischer Ordination kommen mit dieser Beschwerde. Umfassende Untersuchungen zeigen oft keine eindeutige Ursache. Klar, es ist der Stress, und die chronische Müdigkeit ist dafür ein typisches Frühsymptom, eine erste Warnung. Diese Müdigkeit ist eine ganz andere als die akute nach einer körperlichen Leistung. Die akute wird durch Schlaf beseitigt. Die chronische hingegen ist ein fundamentaler und anhaltender Energiemangel irgendwo an der Schnittstelle zwischen Körper und Geist, dort, wo Materie und Energie nur noch die zwei Seiten derselben Medaille sind. Daher verschwindet die chronische Müdigkeit durch den Schlaf nicht. Ganz im Gegenteil, sie kann sogar mit Schlafstörungen einhergehen. Und wenn ihre Ursachen anhalten, kann sie zu einem regelrechten Burn-out, zur Arbeitsunfähigkeit und schließlich in die Depression führen.

Umgang mit Stress

Was kannst du gegen Stress tun? Das zu beschreiben, ist nicht leicht. Einerseits, weil es dein Gemüt, die Einmaligkeit deiner Seele betrifft und jeder Ratschlag eigentlich darauf abgestimmt werden müsste. Und andererseits, weil solche Ratschläge sehr schnell banal wirken können. Aus der Sicht eines innerlich gefestigten Menschen sind sie es vielleicht auch. Doch für jemanden, der gerade von Stressmachern und vom Leben gebeutelt wird, sind sie es nicht. Daher lassen wir uns doch auf das Wagnis ein, Tipps für den Umgang mit Stress zu geben. Wobei wir die Sache auf den folgenden Seiten aus verschiedenen Richtungen beleuchten, wodurch vor allem in diesem und in den zwei folgenden Kapiteln Wiederholungen möglich sind.
Nicht jeder liefert sich dem Stress gleich aus. Die Stressoren kommen zwar aus der Lebensumwelt auf uns zu, aber wie sehr sie von uns Besitz ergreifen, das entscheidet sich in unserem Inneren. Menschen, die nicht so leicht aus der Ruhe zu bringen sind, haben einen natürlichen Startvorteil. Aber auch wenn du nicht zu diesen Beneidenswerten gehören solltest, kannst du von ihnen lernen: vor allem, indem du dir klarmachst, so wirkt Stress, und das, was du jetzt erlebst, ist Stress, und dieser ereignet sich vor allem in deinem Inneren.

Den Stress bewusst machen

Die allerersten Stressanzeichen aufmerksam registrieren. Das können sein: Verspannungen, Nervosität, Gereiztheit, Konzentrationsmängel, schlechtes Gedächtnis, Beklemmungen, diffuse Ängste, Tränenausbrüche, Wutanfälle, ständiges Sich-Sorgen-Machen und so weiter. Dann den Stress als Stress wahrnehmen. Also nicht nur als irgendeine flüchtige Befindlichkeitsstörung, die halt von irgendwo herkommt, sondern als klares Warnsignal, das dir sagen will: ‚Du hast ein Problem, du musst etwas ändern, du musst aktiv werden. Tust du das nicht, wird sich dein Zustand verschlimmern, und du wirst irgendwann krank werden!' Das ist eine innere Botschaft an dich. Wenn du sie frühzeitig annimmst, können jetzt noch kleine Veränderungen das Problem beseitigen. ‚Annehmen' heißt aber nicht, sich mit dem ‚Leiden' abzufinden, sondern den Stressmacher zu erkennen, ihn unter Kontrolle zu bringen und, wenn das möglich ist, zu beseitigen. Letztlich geht es darum, Unveränderbares zu akzeptieren und mit ihm leben zu lernen und Veränderbares zu verändern.

Unveränderbares akzeptieren

Jedem widerfahren Schicksalsschläge, das gehört zum Leben dazu. Beispielsweise eine ungewollte Trennung: Du kannst nun deine Kraft vergeuden, indem du mit deinem Schicksal haderst und dich selbst bemitleidest; das wird dich aber nicht weiterbringen. Viel besser, du nimmst die Trennung an, lässt los und überlegst dir, wie du daraus das Beste für dich machen kannst, ja sogar, welche Vorteile dieser Abschied für dich haben kann. Endlich kannst du dich emanzipieren, wieder ein unabhängiger Mensch werden und vielleicht ein ganz neues Leben beginnen; wenn möglich, ohne die alten Fehler zu wiederholen. Es gibt aber auch Kleinigkeiten, die eigentlich gar nicht so wichtig sind, die sich aber dennoch zu Stressmachern auswachsen können. Ein ganz banales Beispiel, das jemand in Helmuts Seminar erzählt hat: Familienausflug ins Grüne, Geld vergessen, Stress! Anflüge von Streit und Suche nach dem Schuldigen, beinahe wäre der Rest des Tages im Eimer gewesen. Halt! Das löst gar nichts! Stattdessen ein familiäres ‚brainstorming', was man daraus kreativ machen kann. Das wurde immer lustiger, vor allem die Kinder waren plötzlich motiviert und hatten viele lustige Ideen, weil sie noch nicht so eingefahren denken wie Erwachsene. Es wurde noch ein schöner Nachmittag.

Veränderbares verändern

Dabei ist es zuerst einmal am wichtigsten, zu erkennen, dass du viel mehr Veränderungsmacht hast, als du glaubst. Oft ist es so, dass nur dein Kopf dir einredet, du kannst eine stressige Situation nicht verändern, du musst sie erleiden, du musst damit leben. In Wahrheit kannst du aber, wenn du dein Leben in die Hand nimmst, viel mehr verändern, als du für möglich hältst. Meistens geht es ohnehin um längst fällige Entscheidungen, die du vielleicht aus Angst vor Veränderungen hinausgeschoben hast, und daher setzt dich das Nichtentscheiden immer mehr unter stressigen Druck. Zum Beispiel deine Situation am Arbeitsplatz: Seit Jahren fühlst du dich von deinem Chef ungerecht behandelt, aber du sagst nichts. Warum verlangst du kein Gespräch, in dem du deine Situation darlegst? Und wenn das nichts nützt, wirst du wohl auch überlegen müssen, ob du das Arbeitsverhältnis sogar beendest. Wir wissen natürlich, dass das heutzutage nicht so einfach ist, und wir schreiben das nicht leichtfertig hin, aber auch so ein Schritt soll nie von vornherein völlig ausgeschlossen werden. Auch wenn du dann nicht kündigst, kann dich der Gedanke daran mutiger und selbstbewusster machen.
Doch wie beim Unveränderbaren denken wir auch beim Veränderbaren nicht nur an die großen Entscheidungen. Etwas Typisches: Du willst immer pünktlich sein, bist aber wegen schlampigen Zeitmanagements ständig zu spät unterwegs und kommst damit jedes Mal unter Stress. Du hast zwei Möglichkeiten: dein Zeitchaos zu beenden oder dich von deinen vielleicht übertriebenen Pünktlichkeitsvorstellungen zu verabschieden, also deine Bewertungsmaßstäbe zu ändern. Letzteres ist besonders wichtig: Auslöser von Dauerstress sind oft gar nicht äußere Stressoren, sondern die eigenen Bewertungsmaßstäbe; diese sind aber veränderbar. Das wird nicht von heute auf morgen gelingen, die Maßstäbe sind tief in deinen Kopf eingebrannt, aber wenn du wieder zu spät unterwegs bist und dann ganz bewusst an die Notwendigkeit der Veränderung denkst, wirst du jedes Mal ein Stück von deinem vielleicht übertriebenen Perfektionsfimmel abwerfen können.

Eleonore

Eine perfekte Frau, 50, Verkäuferin und Service. In ihren Job ist sie eingestiegen, nachdem die Kinder flügge waren. Sie ist erfolgreich, alles macht sie perfekt. So war Eleonore immer: als Ehefrau, Mutter und Hausfrau, und jetzt im Außerhausjob. Sie sagt nie Nein und nimmt sich aller Probleme an. Am Anfang erledigt sie den neuen Job mit viel Elan und Freude, aber nach ein paar Jahren bekommt sie Migräne und Kopfschmerzen. Dagegen nimmt sie Tabletten. Diese wirken auch, doch bereiten sie ihr Magenschmerzen. Und mit diesem Problem kommt sie zu Margarethe.

Margarethe: „Eleonores Ernährung ist beispielhaft, Änderungen hätten keinen Sinn. Wir probieren es mit Akupunktur. Ich biete diese immer mit oder ohne beruhigende Hintergrundmusik an: Sie entscheidet sich für die Musik. Und dabei bemerkt sie, wie sehr sie das entspannt: eine halbe Stunde in Ruhe liegen zu können, mit den Nadeln und der Musik, und ohne etwas leisten zu müssen. Das gibt ihr jedes Mal Kraft, aber leider nur für wenige Tage. Allerdings wissen wir jetzt: Eleonore leidet unter Stress. Auch in unseren Gesprächen hatte ich bemerkt, dass sie knapp vor einem Burnout stehen muss. Also mehr Entspannung: zusätzlich ayurvedische Ölmassagen – wir beschreiben das noch im Kapitel ‚Einschlafen und Aufwachen' – und jeden Abend nach dem Essen eine halbe Stunde gehen und den Arbeitstag vergessen.

So geht es ein halbes Jahr, und es wird Eleonore immer klarer: Das Problem ist ihr Job. Wenn sie diesen so weitermacht, wird sie aus dieser Ecke nicht herauskommen. Sie will kündigen, aber ihr Chef schätzt sie sehr, er bietet ihr Teilzeit an. Sie sagt Ja, und schon nach kurzer Zeit wird ihr klar, das ist genau das, was sie braucht: einen Job mit Verantwortung, aber darin nicht untergehen. Die Migräne verschwindet. Sie braucht keine Akupunktur mehr, Ölmassagen macht sie sich jetzt selbst. Sie lernt auch noch andere Entspannungsübungen, lernt Nein zu sagen und ihre Perfektionssucht einzudämmen. Alle Beschwerden verschwinden."

Hans

40, ein viel beschäftigter Außendienstler, doch er braucht Ohrfeigen vom Schutzengel. Hans verkauft Maschinen und wird nach Erfolg bezahlt. Der Leistungsdruck ist entsprechend. Die ersten Symptome sind Müdigkeit und Schlafstörungen. Plötzlich bekommt er Schmerzen an Schulter und Nacken und in der Folge Schwierigkeiten beim geliebten Tennisspielen. So kommt er zu Helmut: „Ich behandle ihn mehrmals craniosacral, doch der Erfolg bleibt gering. Am Ende der Behandlungsreihe sage ich zu Hans: ‚Ich glaube, Sie sollten zu einem Internisten gehen; mein Gefühl sagt mir, dass Ihr Leistungsstress über das Immunsystem den Darm angegriffen hat.' Hans ist skeptisch. ‚Stress' kann er sich schon vorstellen, aber ‚Stress im Darm' nicht, mit seiner Verdauung sei doch alles in Ordnung, sagt er beim Abschied ungläubig."

Ein halbes Jahr später ist Hans beim Schiurlaub: In der zweiten Nacht Schweißausbrüche und starke Bauchschmerzen. Notarzt, Krankenhaus. Diagnose: Darmdurchbruch nach chronischer Darmentzündung, Lebensgefahr. Operation. Hans übersteht die Krise und ändert sein Leben. Unterstützt von seiner Frau, gelingt es ihm, in seinem Kopf einen Schalter umzulegen: Berufswechsel mit Einkommenseinbußen, Konzentration auf das ‚Hier und Jetzt', auf seine Frau, seine Kinder und auf sich selbst. Inzwischen spielt er wieder schmerzfrei Tennis.

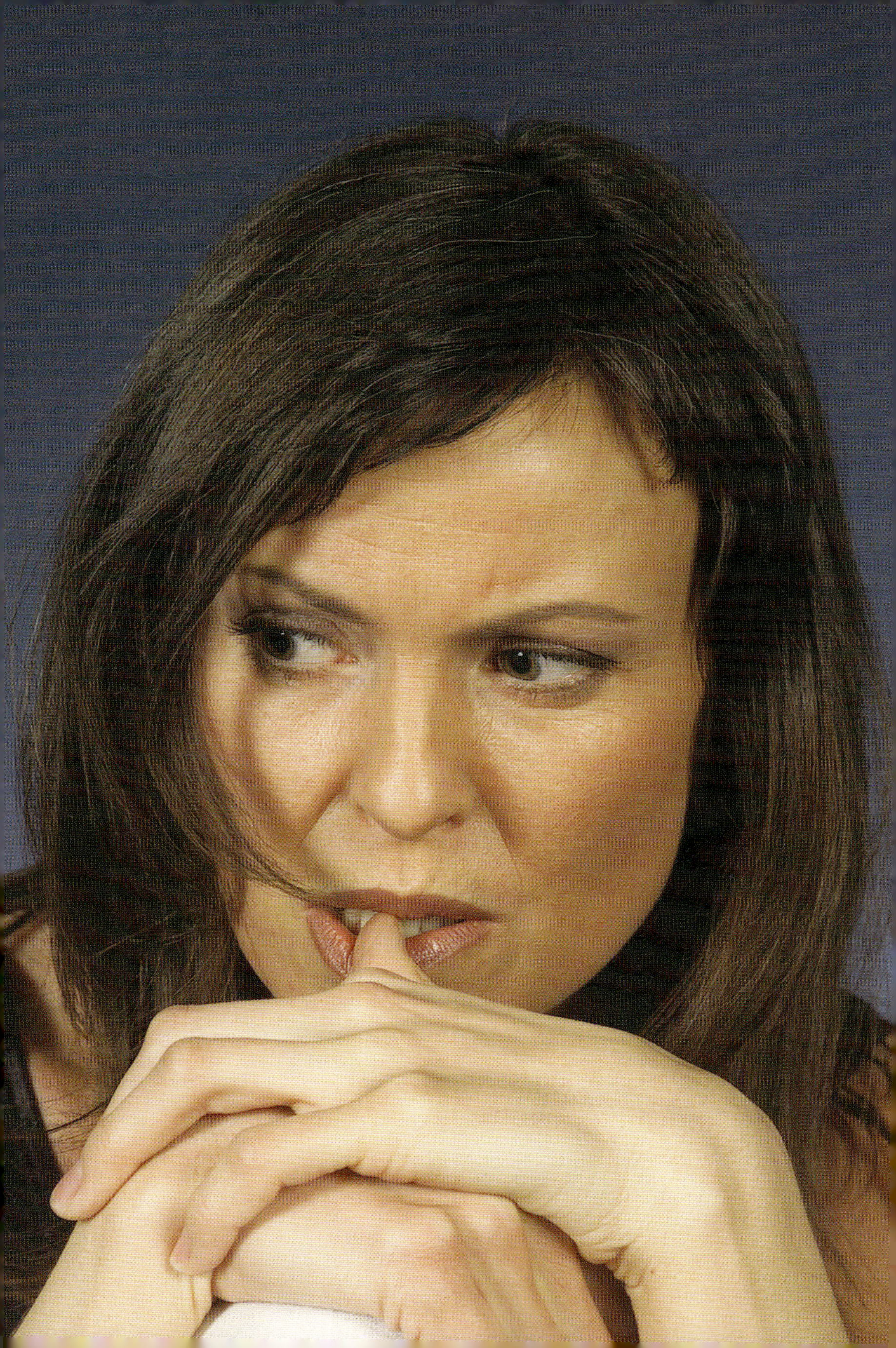

GrÜBELngrÜBELngrÜBELn

Grübeln: einengendes Gedankenkreisen, das uns fertig machen kann. Mit oder ohne äußere Stressmacher; sehr oft ohne. Resultat: totales Chaos im Kopf, schlimmer als das Buchstabenchaos im Titel.

Die GrÜBELspirale

Unser Gehirn ist immer angeknipst. Gedanken und Gefühle kommen und gehen den ganzen Tag. Wenn sie uns tragen, dann fühlen wir uns wohl. Aber was ist, wenn sie uns drücken? Wenn sie uns in demotivierende Selbstgespräche locken, wenn wir ins abwärts weisende Gedankenkreisen rutschen und so immer mehr auf einer Grübelspirale nach unten schlittern? Grübeln, grübeln, grübeln ... unsere Wahrnehmung ist dann eingeengt, wir überbewerten unsere eigenen kleinen Fehler, entwickeln schließlich Minderwertigkeitsgefühle, ja sogar Tendenzen zur Selbstzerstörung. Ständig wird ein Problem durch immer wiederkehrende irrlichternde Gedankenfetzen neu aufgewärmt. Diese kreisen dauernd um dieselbe Sache. Und ohne auch nur einen Schritt weiterzukommen, grübeln wir dasselbe Problem immer wieder aufs Neue in ausgetretenen Pfaden durch, bis wir nur noch das Allerungünstigste erwarten und befürchten können. Schließlich kann sich dieses Grübeln so sehr verfestigen, dass wir unsere absurde Grübelwelt als real ansehen.

So eine Grübelspirale beeinträchtigt nicht nur unsere Stimmung, unser seelisches Wohlbefinden, sie schlägt bald auch auf den Körper durch. Die Nerven sind überlastet, der Puls steigt, ebenso der Blutdruck, die Hormone kommen durcheinander, Kopfweh, Müdigkeit, verspannte Muskeln, die Verdauung streikt. Bei vielen Menschen, die sich chronisch krank fühlen und nicht so recht gesund werden, ist die eigentliche Ursache der körperlichen Beschwerden ständiges Grübeln.

Winde gegen GrÜBELwolken

Im Idealfall ist unser Bewusstsein wie ein wolkenfreier blauer Himmel. Aber natürlich können auch immer wieder störende Grübelwolken aufziehen. Das ist durchaus normal. Allerdings gilt es aufzupassen, dass der blaue Himmel nicht verschwindet. Sonst verlierst du die Kraft, aus der Grübelspirale herauszukommen; du würdest allmählich davon überzeugt sein, dass die Situation unlösbar und unüberwindbar ist. Das würde dich innerlich lähmen. Daher solltest du schon die frühen Grübelwolken wegblasen, vor allem, wenn du zum Grübeln neigst. Aber das ist gar nicht so einfach, wie es sich hier vielleicht lesen mag, daher heißt es, klein anfangen, mit Lebensrezepten, die so einfach sind, dass wir uns auch hier fast scheuen, sie niederzuschreiben. Aber wir wissen von vielen Menschen, dass sie helfen.

Bewusst machen

Wie bei der Stressbewältigung geht es auch beim Grübeln darum, sich bewusst zu werden, was da eigentlich läuft. Also dass du dir sagst: ‚Ich grüble! Das tut mir nicht gut! Leg das beiseite, das führt zu nichts! Besinne dich lieber auf das Hier und Jetzt, konzentriere dich auf das, was wirklich um dich geschieht!' Wichtig ist vor allem, dass du wieder Herr der eigenen Gedanken wirst, die dir beim Grübeln entglitten sind. Das hat nichts mit verdrängen zu tun, sondern damit, aufzuhören, ein und denselben unproduktiven Gedanken hundertmal durchzukauen. Ein paar Mal genügt, das ist schon o. k., aber dann solltest du den Kopf für bessere Gedanken freibekommen.

Sei dein eigener Coach

Beim Grübeln machst du dich klein, es zieht dich hinunter. Dagegen solltest du etwas unternehmen. Vor allem: Du bist nicht klein. Du hast viele tolle Eigenschaften, die andere an dir schätzen. Setz dich oder leg dich irgendwo hin, schließe die Augen und denke an die vielen positiven Eigenschaften, die du hast und die von deinen Freunden und Arbeitspartnern tatsächlich geschätzt werden. Ruf dir diese Eigenschaften ins Bewusstsein.
Und hast du nicht schon viele schwierige Situationen in deinem Leben gemeistert, Situationen, bei denen es am Anfang sehr trübe ausgesehen hat!? Wir meinen nicht, du sollst in billiges und daher irreales ‚Positivdenken' verfallen. Im Gegenteil, das würde nur zu Enttäuschungen oder gar zerstörerischen Anwandlungen führen, wenn das so aufgebaute wolkige Gedankenschloss dann irgendwann zusammenbricht, weil du nicht mehr die Kraft hast, diese Selbsttäuschung aufrechtzuerhalten. Nein, wir meinen, und wir wiederholen das bewusst: Werde dir darüber klar, dass du die ‚Bedrohungen', die dir ständig grüblerisch durch den Kopf gehen, wahrscheinlich selbst zu riesigen Monstern aufgeblasen hast. Mach diese Untiere wieder kleiner. Steck sie in den Käfig und verdränge sie aus dem Mittelpunkt deiner Wahrnehmung, damit dein Blick und deine Gefühle wieder freier werden. Und versuche dich wieder der Wirklichkeit zuzuwenden, und sei diese auch nur klein und leicht zu übersehen: ein Kinderlächeln, eine nette Geste oder die Morgensonne im Frühstückszimmer. Wenn du zum Grübeln neigst, solltest du jeden Tag darauf achten, nicht nur in Krisensituationen, sondern vorbeugend. Jeden Tag solltest du dann dein eigener Coach sein.

Ein neues Ritual

Und vielleicht ist es jetzt höchste Zeit, dass dir für die Zukunft klar wird: Du kannst nicht immer nur perfekt sein und Leistung bringen, dich gar auspressen, das zehrt dich auf die Dauer innerlich aus und schwächt dich so, dass du ein leichtes Opfer des Grübelteufels werden kannst. Bau also in dein Wochenritual dauerhaft Entspannendes ein: Natur, Bewegung, Treffen mit Freunden, Musik, lesen ... einfach Stunden komplett freihalten, um zu tun, wozu du gerade Lust hast, dann wirst du widerstandsfähiger gegen Grübelanfälle. Wie unser Körper, braucht auch unsere Seele hochwertige Nahrung und Pausen. Darum solltest du dich ebenso ständig bemühen, wie du dich um deine Ernährung und deinen Körper kümmerst. So wirst du zum ‚Herrn der Winde', mit denen du aufziehende Grübelwolken in Schach halten und vertreiben kannst.

Mit anderen sprechen

Gespräche mit einfühlsamen Menschen führen; möglichst Menschen, die gut zuhören können, die nicht gleich alles beurteilen, die dir keine Ratschläge aufdrängen wollen, sondern höchstens Vorschläge machen. Hast du gerade keinen Gesprächspartner, kann auch schon die Vorstellung eines Gesprächs mit einer Freundin oder einem Freund weiterhelfen. Was würde sie oder er dazu sagen? Du bist blockiert, die Freunde sind es nicht, daher kann so ein Gespräch, und sei es auch nur imaginär, frischen Wind bringen, der die dunklen Grübelwolken fortbläst. In schlechten Zeiten ist es schwierig, neue Freunde zu gewinnen. Daher bist du auch aus diesem Grund gut beraten, deinen Freundeskreis in guten Zeiten zu pflegen. Vielleicht brauchst du sie eines Tages wirklich: nicht nur zum Ausgehen. Das heißt natürlich, dass auch du für deine Freunde da sein musst. Freundschaft ist Geben und Nehmen.

‚Mentale Fotos'

Beobachte schließlich andere Menschen und lerne von ihnen, wie sie sich in schwierigen Situationen verhalten. Schieße von diesen ‚mentale Fotos', die du dann, wenn es dir schlecht geht, in deinem inneren Fotoalbum zum Krafttanken anschauen kannst. Manchmal können wir die Verwandlung durch solche Krisen an Menschen beobachten, die wir gut kennen. Oder wir erfahren über die Medien die Krisengeschichten von Prominenten und finden Trost und Hilfe. Ein Beispiel: der Liedermacher Herbert Grönemeyer. Nach dem Tod seiner Frau blieb er ein paar Jahre stumm, um dann mit einer besonders berührenden Musik herauszukommen, über die ein Fan bei Amazon schreibt: „Kaum ein Album hat mich, auch von einem schweren Todesfall betroffen, so berührt. Viele Phasen der Trauer und Verarbeitung hat Herbert Grönemeyer in wunderbare Worte gefasst. Und das Wichtigste ist, das eigene Leben geht weiter: ‚Lache, wenn es nicht zum Weinen reicht', das hat mir schon oft geholfen, meine Gedanken wieder auf das Gute im Leben zu lenken!"

Viviane

Eine viel beschäftigte Mutter von drei Kindern, 45, eine Grüblerin. Seit Jahren macht sie sich ständig Sorgen um das Wohl ihrer Kinder. Jetzt gerade ganz besonders, weil ihr Ältester mit immerhin 18 Jahren zum ersten Mal ohne die Familie auf Urlaub fährt. Schon seit längerem geht's Viviane mental immer schlechter, doch jetzt plumpst ihre Stimmung in den Keller, und ein Facharzt stellt unklare Blutdruckschwankungen fest. So kommt sie auf der Suche nach den Ursachen ihrer Beschwerden zu Margarethe. In mehreren Gesprächen wird Viviane ihre Grübelneigung erst so richtig klar. Ebenso, dass es ihr und ihrer Familie eigentlich ganz gut geht und dass ihre Sorgen weit übertrieben sind. Margarethe hilft Viviane beim Erkennen ihrer sinnlosen Grübelneigung, die wichtigste Voraussetzung für deren Überwindung. Sie ‚verschreibt' ihr Bewegung an der frischen Luft, mehr trinken, und sie schickt Viviane zu einem Psychotherapeuten. Nach einiger Zeit trifft Margarethe sie auf der Straße, und schon ein kurzes Gespräch zeigt, dass es ihr besser geht.

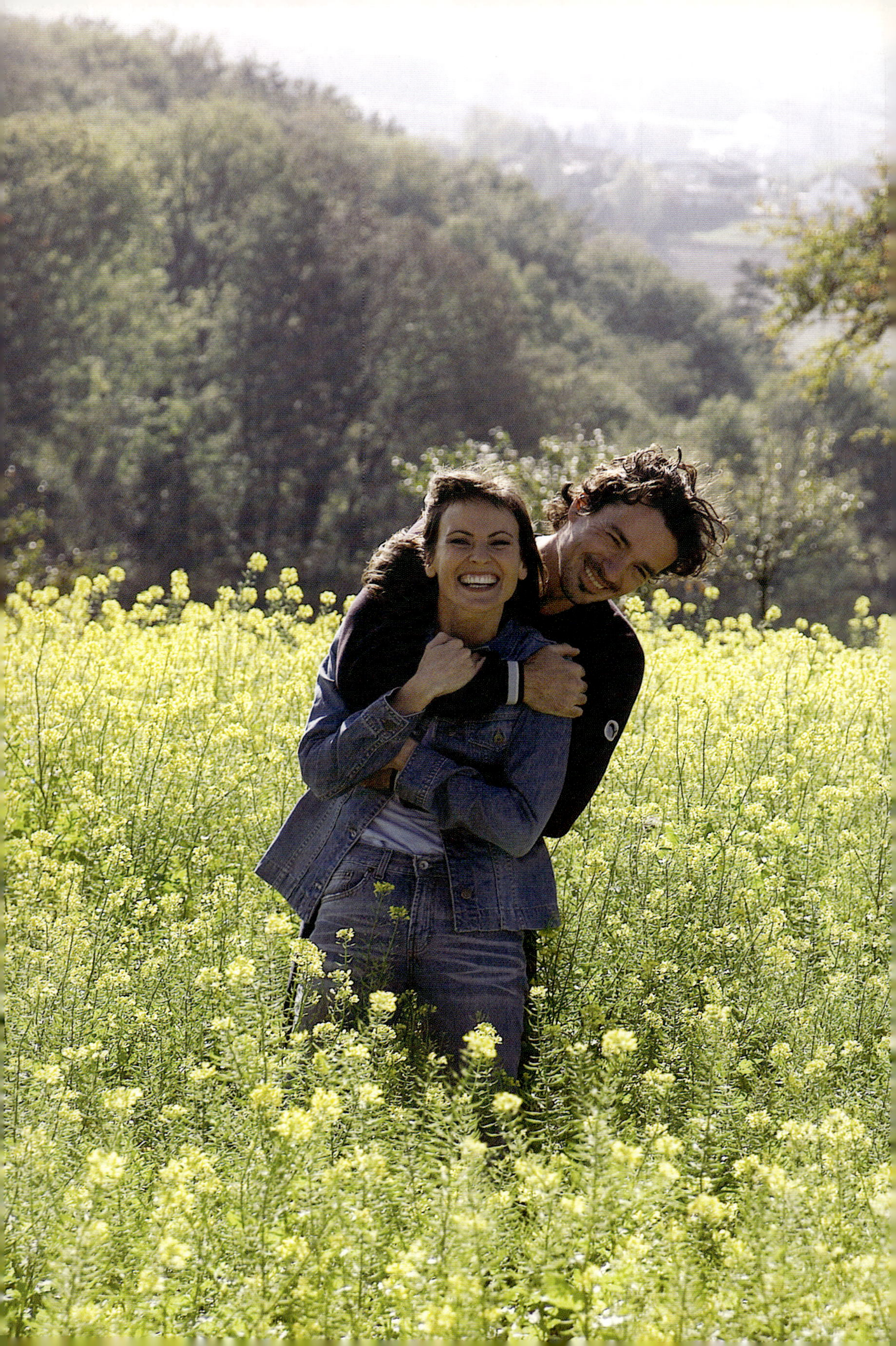

Zehn Sammeltipps für Seelenkräfte

Die Stressmacher sind außerhalb von dir, doch der Stress tobt IN DIR. Damit du besser mit ihm umgehen kannst, brauchst du Seelenkräfte. Sammle sie beizeiten, damit du sie hast, wenn du sie brauchst. Hier zehn Sammeltipps:

Partnerschaft und Freundschaft

Wer in einer guten Partnerschaft lebt, besitzt ein Bollwerk gegen die Selbstauslieferung an den Dauerstress. Das gilt jedoch wirklich nur für gute Beziehungen. Es gibt nämlich auch Partnerschaften – wenn man diese überhaupt noch so bezeichnen kann –, die den Stress verstärken. In diesen Fällen sind wirkliche Freundschaften hilfreicher. Das Gespräch mit Freunden und überhaupt einfühlsamen Menschen wird in vielen Stressuntersuchungen von den befragten Menschen als besonders wirkungsvoll angegeben. Freunde, ja sogar ‚bloße' Bekannte, die gut zuhören können, ohne zu bewerten oder gar zu verurteilen, helfen dir bei der Suche nach neuen Lösungen. Sie helfen dir! Die Entdeckung der Lösungen muss aber letztlich aus dir selbst heraus kommen. Das Licht muss dir selbst aufgehen. Das gibt dir Kraft. Gegen den Stress.

An sich und andere glauben

Wenn du andere Menschen akzeptierst und in der Folge als etwas Besonderes erkennst, dann kannst du leichter auch dich selbst als etwas Besonderes fühlen. Und das ganz ohne Hochmut. Schließlich bist du wie jeder andere ein wunderbares Universum von Körper, Geist und Seele. Das sind wir alle, und zugleich ist jeder Mensch anders. Jeder hat Fähigkeiten und Talente, mit denen er andere übertrifft. Wo liegen diese bei dir? Wenn du sie erkennst und es womöglich auch noch schaffst, sie in deinem Leben zum eigenen Nutzen, aber auch für andere einzusetzen, wirst du besser leben. Und du wirst auch die Überlegenheiten anderer leichter hinnehmen können. Das ist ganz wichtig im Job oder für die Wahl des Berufs. Und das gibt Kraft. Gegen den Stress.

Die anderen akzeptieren

Und zwar so, wie diese sind, und nicht so, wie du sie dir wünschst. Auch nicht so, wie sie womöglich schon seit vielen Jahren in deinen Vorurteilen leben, vielleicht gar seit Generationen übernommen. Das heißt nicht, jedes Verhalten der anderen hinzunehmen, vielmehr den anderen Menschen als Ganzes anzunehmen. Er hat Gründe für sein Verhalten. Wenn du sie nicht verstehst, kannst du darüber reden und so vielleicht Verständnis aufbauen. Und darüber nachdenken, was du daraus für dich selbst lernen kannst. Alles, was sich dir so als Problem präsentiert, ist zugleich eine versteckte Lernaufforderung. Das gilt besonders, wenn Standpunkte geäußert werden, die von deinen abweichen. Wenn du den oder die anderen auf Biegen oder Brechen ‚bekehren' willst, vergibst du die Chance, neue Sichtweisen zu begreifen. Dies gelingt dir besser, wenn du nicht ständig alles beurteilst, bewertest, in Schubladen steckst und womöglich auch noch immer gleich Stellung beziehen willst. So kannst du lernen, die Welt vielfältiger zu sehen und Impulse für dein eigenes Leben aufzunehmen. Das gibt Kraft. Gegen den Stress.

Bestätigung und Liebe

Wir wollen alle geliebt werden. Alles Mögliche tun wir, um das zu erreichen. Beispielsweise uns immer nach ‚den Leuten' richten. Brav sein, den Kopf nicht herausstrecken, sich verstellen, sich selbst verleugnen. Doch für dieses ‚Brav-Sein' bekommen wir keine Zuwendung, schon gar nicht Liebe, sondern höchstens Bestätigung. Liebe wärmt, sie gibt Kraft. Bestätigung ist nicht unangenehm, aber sie wärmt nicht; und das ewige Sich-Verstellen kostet Kraft, die Angst vor dem Nicht-geliebt-Werden bleibt. Wenn du dich beobachtest und das Gefühl hast, das trifft auf dich zu, dann solltest du dich von ‚den Leuten' emanzipieren, also dein Tun und Lassen mehr auf dein eigenes Selbst beziehen, weniger abhängig von fremder Bestätigung werden. Nur von dieser, nicht von der Liebe. Ganz im Gegenteil: Geliebt und geschätzt wirst du eher, wenn du zu dir selbst stehst. Das gibt Kraft. Gegen den Stress.

Alte Schlacken sprengen

Stell dir vor, dein Chef kündigt ein neues Computersystem an, doch dein Gefühl weiß nicht so recht, wie es sich darauf einstellen soll: dem Neuen erwartungsfroh entgegenblicken oder sich über die Belästigung durch Neues ärgern? Wenn das Zweite zutrifft, entscheidest du dich wohl unbewusst nach alten, defensiven Mustern, die wie Schlacken an dir kleben, oft noch von den Eltern oder anderen vergangenen Autoritäten übernommen. So sind dir Stressgefühle sicher. Negative Stressgefühle! Nicht die positiven, welche von der Neugier auf das Neue ausgelöst werden können. Wir kennen das ja alle, die Angst vor dem Neuen. Empfinden wir zu Recht so? Kann sein. Es kann aber ebenso sein, dass wir besser fahren würden, wenn wir diese unbewussten Muster durchschauen und die Schlacken abwerfen könnten. Das kann unser Lebensgefühl auffrischen. Und es gibt dir Kraft. Gegen den Stress.

Im Hier und Jetzt leben

Die Vergangenheit ist Geschichte, die Zukunft ein Geheimnis und der Augenblick ein Geschenk. Kinder leben im Jetzt und Heute, viele Erwachsene immer im Morgen und Übermorgen. ‚Morgen werde ich mich besser fühlen. Dann werde ich das lassen, was ich schon lange nicht mehr mag, und übermorgen das tun, was ich schon lange will.' Doch morgen und übermorgen wird dann eher so wie heute. Also fühle lieber das Jetzt und handle danach. Das tun erfolgreiche Menschen, denen alles leicht zufliegt. Sie leben stärker im Hier und Jetzt und sind daher innerlich freier und mutiger. Wem das gelingt, der hat weniger Angst, und es glückt ihm mehr. Und vor allem fühlt er sich wohler, das wissen wir ja alle aus Erfahrung. Nicht zu verwechseln ist das ‚Im-Jetzt-Leben' mit Sorglosigkeit. Es heißt nicht, die Zukunft ist mir egal, sondern ich fühle den Tag, und ich habe Vertrauen in mich selbst und damit auch in meine Zukunft. Es gibt keinen Grund, warum ich morgen am Boden liegen sollte. Dieses Vertrauen gibt Kraft. Gegen den Stress.

Geben und annehmen

Alles bewegt sich und muss sich bewegen, sonst verliert es an Wert. Das gilt für alles, was in dir und um dich ist und was dir gehört; also auch für deine materielle Umwelt; diese braucht ständig kleine Veränderungen. Wenn du immer wieder etwas hergibst, kannst du frei und empfänglich für Neues werden. Das gilt auch für Geld. Geld, das nur angehäuft und nie ausgegeben wird, macht die anderen und dich selbst nicht froh. Bewegen sollen sich auch menschliche Gefühle. Wenn du jemandem deine Zuwendung zeigst, bewegst du dich auf ihn zu, du schenkst und erntest Freude. Wenn du dich unbeweglich und griesgrämig abschottest, vereinsamst du. Das Geben und Annehmen gilt schließlich auch für unsere Beziehung zur Natur. Wenn dir diese im Mai einen blühenden Baum schenkt, spendet sie dir Kraft. Und du freust dich über diesen Anblick, du nimmst ihn an. Zum Geben gehört nämlich auch annehmen zu können. Wenn du das nicht kannst, enthältst du den anderen etwas vor. Du gibst dir selbst am meisten, wenn du bedingungslos gibst und von Herzen annehmen kannst. Geben und annehmen gehören zusammen. Beides gibt Kraft. Gegen den Stress.

Die Kunst des Loslassens

Glückliche und erfolgreiche Menschen beherrschen die Kunst des Loslassens. Es gibt keine glücklichen oder erfolgreichen Menschen, die das nicht können. Das gilt für menschliche Beziehungen ebenso wie für beruflichen Erfolg. Das heißt nicht, sich für nichts mehr zu engagieren und nichts mehr als wertvoll zu empfinden, sondern deine innere Freiheit, Zuversicht und dein Selbstvertrauen so zu erhalten, dass du die Kraft zum Loslassen hast. Wer loslässt, bekommt auch zurück. Und er vergeudet seine Kraft nicht mit der Angst, etwas zu verlieren. Er hat einfach weniger Angst. Diese ist nämlich die Wurzel für das Nichtloslassen-Können: Angst, verbunden mit mangelndem Selbstwertgefühl. Daher ist Behalten-Wollen Ausdruck der Sucht nach totaler Sicherheit. Dies ist aber eine Illusion. Völlige Sicherheit gibt es im Leben nicht. Wenn du jedoch etwas hergibst, bestätigst du dir selbst deinen Glauben, bald wieder etwas zu bekommen. Und dieser Glaube gibt Kraft. Gegen den Stress.

Luft und Licht

Also Bewegung im Freien: Auch das gibt deiner Seele Kraft. Weil alles mit allem zusammenhängt und weil Bewegung im Freien nicht nur die Biophysik stärkt und die Biochemie in Schwung hält, sondern auch mentale Kraftpakete aufbaut. Und weil Stresshormone durch körperliche Bewegung besser abgebaut werden. Sie sind ja dafür gedacht, dem Körper Kraft zu verleihen für einen Kampf oder die Flucht, also Aktionen mit körperlich starker Bewegung. Doch heutzutage wird meist nur mehr mit Worten gekämpft, es sei denn, du zertrümmerst dein Geschirr. Das können wir dir nicht empfehlen. Aber immerhin: So mancher hat eine zeitgemäße Alternative zum Geschirr-Zertrümmern gefunden: sich bewegen an Licht und Luft. Das gibt Kraft. Gegen den Stress.

Stille Wasser für die Seele

Deine Seele ist wie die Wasseroberfläche eines Bergsees. Wenn du einen Stein hineinwirfst, breitet sich ein faszinierendes Muster aus. Werden durch Reizüberflutung aber ganze Autoladungen hineingeworfen, gibt's bald nur noch ein Wellendurcheinander. So leben viele Menschen heute. Wenn es dir so geht, solltest du in dein Alltagsleben Ruhezonen einbauen. Vor allem: Täglich einmal oder besser zweimal völlig abschalten. Am besten meditieren oder spazieren gehen oder etwas Ähnliches, um so deinen Seelensee zu beruhigen. Überleg dir einmal, ob du wirklich ständig Informationen und Geräuschkulissen brauchst, das Dauerradio oder das Dauerhandy und jeden Abend das Fernsehen. Bau Entspannendes ein, das dich nicht weiter anfeuert, sondern beruhigt. Ein Wannenbad, nur als Beispiel für vieles. Vergiss auch deine Kinder nicht: Schon von klein auf werden sie mit Reizen überflutet, viel mehr als zu ‚deiner Zeit'; sie brauchen auch Ruhezonen. Das gibt ihnen und dir Kraft. Gegen den Stress.

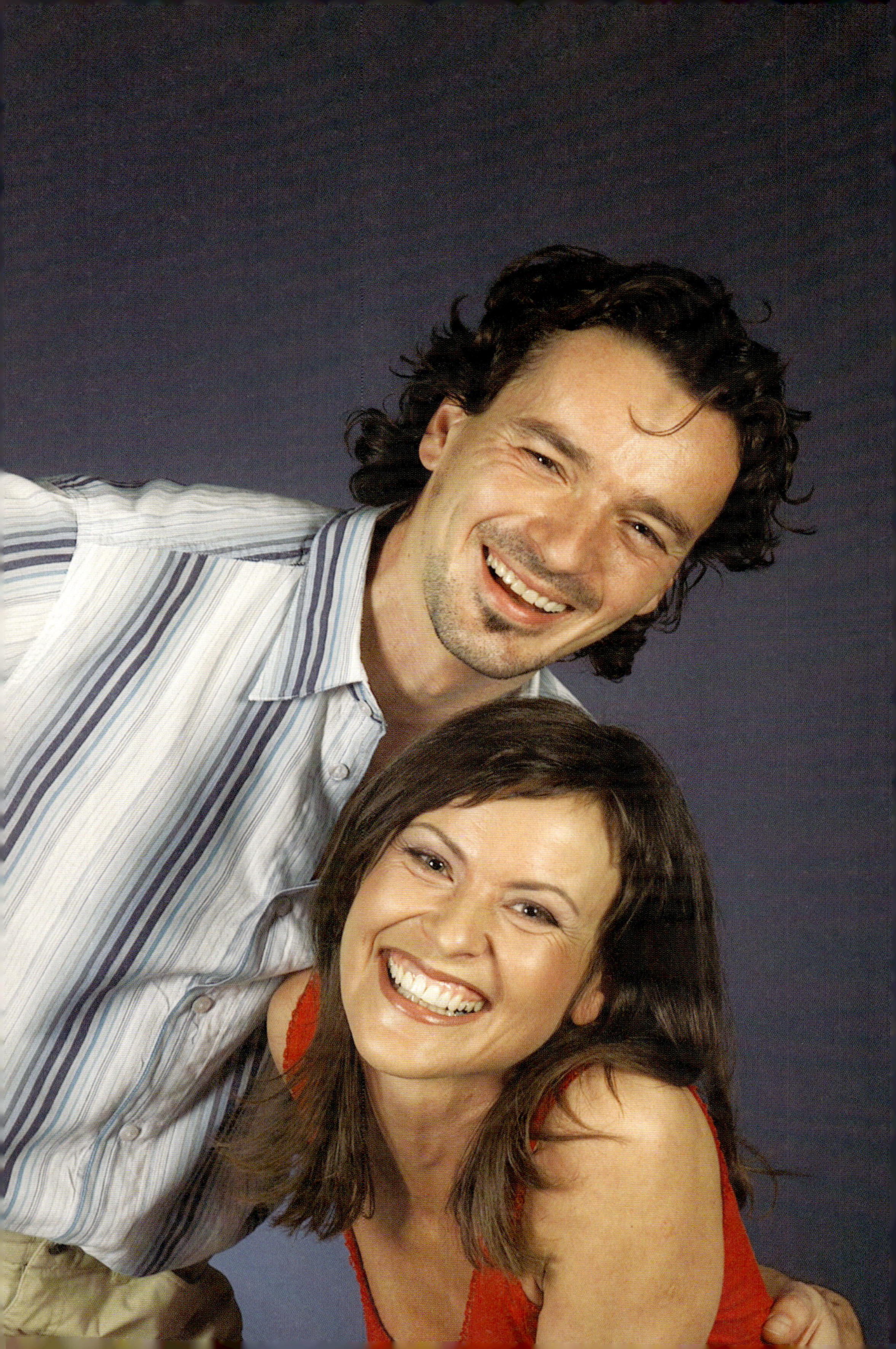

Lachen ist die beste Medizin

„Oh Herr, schick uns lieber einen Clown in die Stadt als dreißig mit Doktoren und Pillen beladene Esel!“ (Ein ziemlich weises Stoßgebet aus dem siebzehnten Jahrhundert.)

Lachen ist sozial

Es bildet Gemeinschaft. Miteinander über etwas zu lachen, das verbindet, und es wärmt die Seele. Daher lachen die meisten von uns gern in Gesellschaft. Allein lacht man vor einem lustigen Film viel weniger, als wenn man ihn mit anderen anschaut. Umgekehrt kann Lachen aber auch ausgrenzen, wenn jemand ausgelacht wird oder durch schadenfrohes Lachen. Das ist daher tabuisiert, aber da wir es offenbar doch irgendwie brauchen, befriedigen wir dieses Bedürfnis in der Unterhaltung. Wie schön ist es, einem ungeschickten Clown zuzuschauen und dabei der Schadenfreude lachend freien Lauf zu lassen. Das befreit, das macht frei.

Lachen macht frei

Daher bedroht es politische Machthaber. Wenn nämlich Untertanen viel und herzlich lachen, verflüchtigt sich ihre Angst vor dem Herrscher, und dessen Macht ist gebrochen. Lachen und Angst passen nicht zusammen. Wahrscheinlich wird daher in der öffentlich dargestellten Politik so wenig gelacht. In Umberto Ecos weltberühmtem Roman ‚Der Name der Rose‘ spielt dieser Gedanke eine zentrale Rolle. In einer Klosterbibliothek wird eine Schrift des griechischen Philosophen Aristoteles über das Lachen verwahrt, also etwas für die Obrigkeit sehr Gefährliches. Daher wird das Buch von einem blinden Mönch vergiftet: Jeder, der es liest, soll sterben, damit die Angst erhalten bleibt. Die Sache endet schließlich in einem großen Desaster mit einem abgebrannten Kloster und vielen Toten.

Lachen ist gesund

Lachen ist gesund: Das ist eine alte Volksweisheit. In früheren Jahrhunderten gab es das Osterlachen in der Kirche, angefacht durch allerlei Witze, fromme bis seichte. Das ist leider vorbei. In der Kirche lachen wir nicht mehr. Hingegen hat der früher ach so ernste Medizinbetrieb seit einiger Zeit den therapeutischen Wert des Lachens erkannt: Klinikclowns besuchen Krankenhäuser und Altersheime, wo sie die Patienten und die Alten durch Situationskomik zum Lachen bringen. Lachen gibt Kraft, und das fördert die Heilung Kranker ebenso wie den Lebenswillen alter Menschen. Über alle Sinne regt das Lachen zum Staunen an und macht neugierig auf die Welt. Das weckt die Lebensgeister. Rein körperlich bewegt und entspannt Lachen die Muskeln in Gesicht, Hals und Oberkörper, dreihundert sollen es sein. Es aktiviert die Atmung, wodurch der Körper mehr Sauerstoff bekommt und sein Gift loswird. Lachen fördert die Verdauung und den ganzen Stoffwechsel, senkt den Blutdruck, und es bringt unsere Körpersäfte zum Fließen. Klar, unser Wort ‚Humor' kommt ja vom lateinischen ‚umor', was nichts anderes als Flüssigkeit bedeutet; zum wiederholten Mal die Weisheit der Sprache. Und Lachen soll sogar körpereigene Botenstoffe wie das Gamma-Interferon auf die innere Reise schicken und so Tumorzellen hemmen. In Medizinerkreisen erzählt man sich die schöne Geschichte von einem Engländer, der mit einer schmerzhaften Muskelerkrankung im Spital lag. Er ließ sich Videokassetten mit Geschichten von der ‚versteckten Kamera' kommen und lachte sich mit diesen ‚schadenfröhlich' gesund. Wenn's stimmt, ist es eine schöne Geschichte. Wenn nicht, auch.

Babys lachen immer

Gelotologie nennt sich die junge Zunft der Lachwissenschaftler. Und das haben diese gemessen: Babys lachen jeden Tag ein paar hundert Mal. Ohne besonderen Grund können sie auch allein fröhlich vor sich hin glucksen. Auch Teenies können gemeinsam noch unaufhörlich vor sich hin kichern, vor allem die Mädchen; den Burschen wird es offenbar früher abgewöhnt. Doch den Erwachsenen scheint das Lachen dann so ziemlich vergangen zu sein: Sie kommen täglich auf kaum mehr als zwanzigmal; alte Menschen noch seltener und Depressive gar nicht mehr. Wir lachen nämlich über Licht-Schatten-Muster, also über Kontraste. Wer jedoch wie viele Erwachsene und jedenfalls Depressive alles grau in grau sieht, kann kaum mehr lachen. Daher sollten wir uns auch angewöhnen, die vielen Kontraste, die uns die Welt bietet, anzunehmen und darüber zu lächeln oder zu lachen. Wenn jemand auf eine Beerdigung im schwarzen Anzug und mit schwarzer Krawatte, aber in Bergschuhen kommt, ist es besser, sich nicht selbst über ihn zu erhöhen oder sich gar zu empören, sondern einfach über diesen seltsamen und seltenen und daher eigentlich kostbaren Kontrast zu schmunzeln. Du lebst überhaupt entspannter, wenn du auch selbst nicht immer perfekt sein willst; siehe weiter oben.
Außer den Menschen lachen übrigens nur noch Menschenaffen, wie die uns am nächsten verwandten Bonobos und Schimpansen. Gewöhnlich lachen diese allerdings lautlos, sie blecken einfach die Zähne. Nur wenn sie gekitzelt werden, kann man ihr Lachen hören. Es klingt jedoch ganz anders: wie ein abgehacktes Keuchen. Im Gegensatz zum Menschen lachen die Affen nämlich nicht nur beim Ausatmen, sondern auch beim Einatmen. Irgendwie zu Lachen, nicht wahr?!

Stress weglachen

Wer lachen kann, vor allem auch über sich selbst, nimmt sich nicht so wichtig. Das baut Stress ab, Entscheidungen fallen leichter. Gegen den Dauerstress, die Zeitkrankheit Nummer eins, hilft Lachen in zweifacher Weise: Es baut einerseits die Stresshormone Adrenalin und Cortisol ab; und wie bei körperlicher Bewegung an der frischen Luft werden durch Lachen Endorphine ausgeschüttet, also Glücksbotenstoffe. Diese wirken gegen Stressfolgen wie depressive Anwandlungen, Verspannungen oder die Schwächung der Immunabwehr. Es ist eine alte Erfahrung: Wenn jemand niedergedrückt und gestresst ist, fliegt ihn jeder Infekt an. Ist er aber stabil und ‚gut drauf', haben die Viren kaum eine Chance, die Immunzellen bleiben erfolgreich.

Sachen zum Lachen

Antreten zum Prusten? Wenn das so einfach wäre! Die meisten von uns haben nämlich leider eine innere Sperre gegen scheinbar grundloses Lachen, das kommt ihnen zu bemüht vor. Aber diese Blockade kannst du überwinden, es gibt immer mehr Menschen, denen das gelingt. Sie wissen, dass hochgezogene Mundwinkel nicht nur die Folge guter Laune sind, sondern dass sie auch gute Laune auslösen können, bei einem selbst und bei anderen. Das muss man probiert haben, um es zu glauben. Sich schon am Morgen im Bett zuerst strecken und dann laut lachmeckern, oder sich dann im Badezimmer eine halbe Minute im Spiegel anlächeln, das wirkt. Wer solche Techniken übt und schließlich kann, verfügt über eine rezeptfreie Entspannungsmedizin.

Lach-Yoga

Ja das gibt's, und es boomt. Der indische Arzt Madan Kataria entwickelte auf Yoga basierende Lachübungen und gründete in seiner Heimat viele Lachclubs. In diesen lernen die Mitglieder lachen, oder sie treffen sich einfach zwischendurch in einem Park zum befreienden Gemeinschaftslachen: eine Viertelstunde lang. Diese Lachbewegung hat inzwischen auf Europa übergegriffen. Es gibt in Deutschland, Österreich und der Schweiz Lachclubs und Lachseminare, in denen nach den Methoden des indischen Lachdoktors lachen gelehrt wird. Ein Teilnehmer erzählt: „Der Lachtrainer hält eine grüne Tafel in die Höhe, auf dieser steht in gelben Buchstaben untereinander ‚Hihihi, Hohoho, Hahaha'. Alle rufen das jetzt laut und klatschen dabei in die Hände. Nach einiger Zeit lachen wir wirklich. Weitere Übungen folgen, beispielsweise der ‚Rasenmäher': Man streckt den linken Arm aus und tut mit dem rechten so, als reiße man die Anlasserschnur eines Mähers und schreit dabei laut ‚Ra', immer wieder, bis wieder alle lachen. Oder das Löwenlachen: Der Mund wird weit aufgerissen, die Zunge weit rausgestreckt, du kommst ins Lachen. Schließlich Sitzlachen im Kreis: Jeder steckt einen Bleistift quer in den Mund, so ähnlich wie eine Pferdetrense, und wir versuchen, so miteinander zu reden. Schon die ersten Worte gehen in einem allgemeinen Gekuder unter." Und so wird weiter gelächelt, gelacht, geprustet, gekudert. Der am Anfang skeptische ‚Seminarist' gesteht am Ende: „Ich bin bekehrt; es hat gewirkt." Die Adressen von Lachclubs und Lachseminaren sind im Internet leicht zu finden.

Tränen lachen

Lachen und weinen liegen nahe beieinander. Du kannst Tränen weinen und Tränen lachen, beides kann ineinander übergehen, und beides wirkt ganz ähnlich auf dein Wohlbefinden: So wie das Lachen entspannt und stärkt dich letztlich auch das Weinen. Auch nach dem Weinen kommst du an deine Lebenskräfte besser heran. Wie nach einem herzlichen, richtig ausschüttenden Lachen kannst du dich nach dem Weinen wie neu geboren fühlen. Daraus leiten wir natürlich nicht ab, dass es gut wäre, weinen so zu lernen wie das Lachen. Aber ein Schluss ist daraus schon zu ziehen: Wenn dir danach ist, solltest du weinen. Und du solltest das Weinen nicht unterdrücken, es kann dein Wohlbefinden fördern. Auch wenn du ein Mann bist!

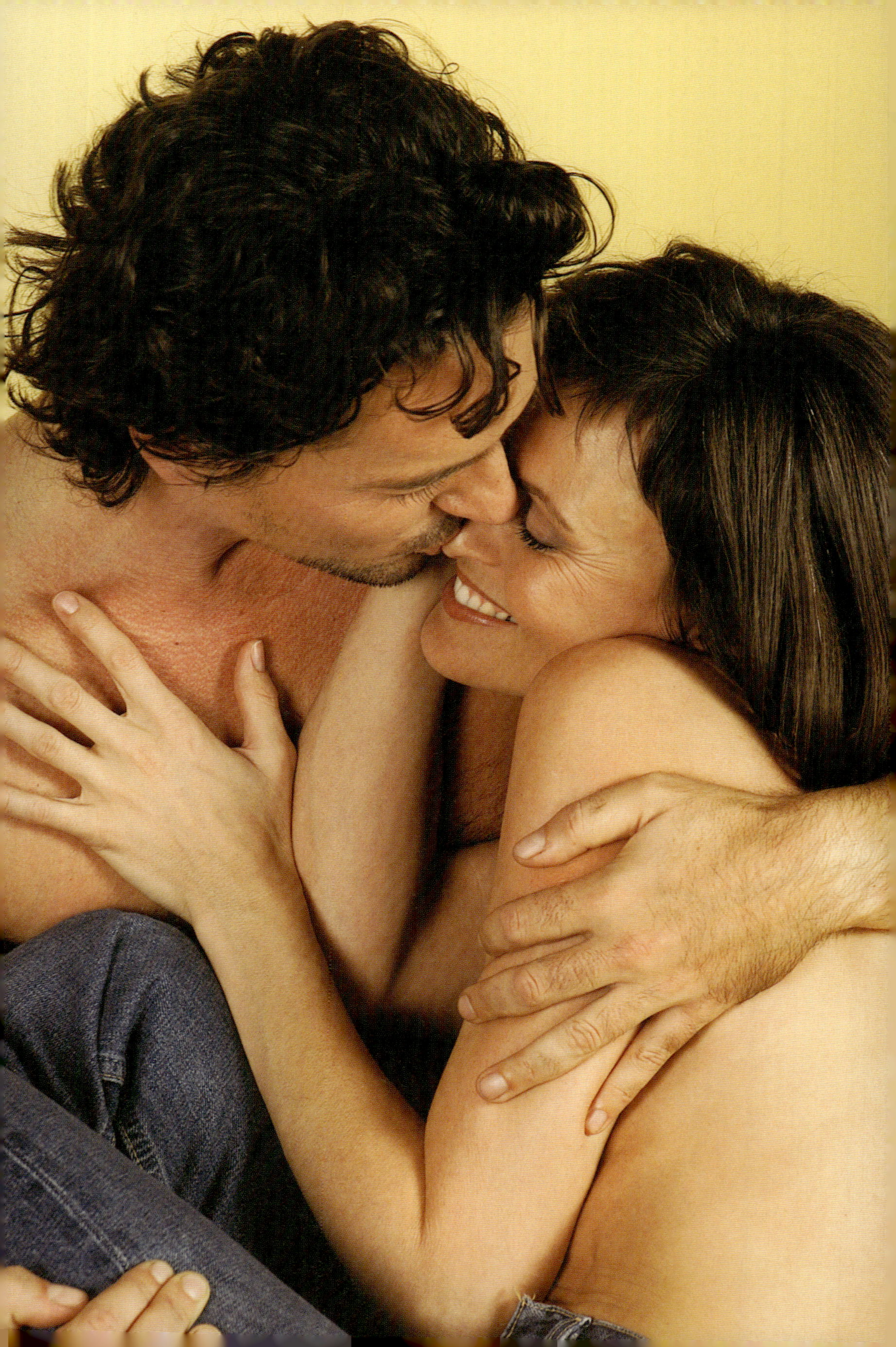

Einschlafen und Aufwachen

In den eigenen Armen oder in anderen Armen entspannen, dösen, schlummern, schlafen – das verscheucht Spinnweben von der Seele. Und Seelen ohne Spinnweben sind einfach schöner.

Den Tag beginnen ...

... mit einer Ölmassage. Wie bei einem Morgenlauf bewegst du den ganzen Körper, du spürst ihn, und du erfreust dich an ihm. Das schenkt dir Wohlbefinden und trägt dich weit in den Tag hinein. Wenn deine Zeit am Morgen nicht ausreicht, kannst du die Ölmassage natürlich auch zu einer anderen Tageszeit machen.

Nimm nur ein gutes Körperöl, am besten Mandelöl, körperwarm. Da Mandelöl geruchlos ist, mische als Erfrischung für deine Nase Orangenöl dazu, aber nur ganz wenig: fünf Tropfen auf hundert Milliliter. Die Selbstmassage solltest du in Ruhe zelebrieren, in einem warmen Raum, ohne Ablenkung durch die Umwelt, also kein Fernsehen oder Radio, und ohne Zeitdruck, zehn Minuten reichen aus. Diese Massage kommt aus dem indischen Ayurveda. Das Ritual beginnt ganz oben und endet bei den Fußsohlen. Es ist keine Muskelmassage, sondern eine sanfte Hautmassage, gefühlvoll mit der flachen Hand.

Kopf: Beginne mit der Kopfhaut und massiere einen Handteller Öl über den ganzen Schädel ein: mit kleinen, kreisenden Bewegungen aus der flachen Hand; die Kopfhaut unter den Haaren zusätzlich sanft mit den Fingerkuppen massieren.

Ohren: Mit den Fingern sanft aufwärts und abwärts massieren; besonders beruhigend ist die Massage der Furche hinter den Ohren.

Gesicht: Mit der flachen Hand die Stirne quer massieren, kreisend Schläfen und Wangen, das Kinn wieder quer, und schließlich die Nase mit zwei Fingern sanft aufwärts und abwärts.

Nacken und Hals: Den Nacken wieder aufwärts und abwärts massieren, den Hals sanft von unten nach oben.

Arme und Hände: Ober- und Unterarme mit der flachen Hand in beide Richtungen; Schultern, Ellbogen und Handgelenke kreisend. Oben beginnen und bei den Fingern enden: Diese behutsam einzeln ausstreifen.

Oberkörper und Bauch: Den Brustkorb mit der flachen Hand seitlich und vorne sanft kreisend massieren, bei Frauen um die Brust herum, das Brustbein ebenso sanft aufwärts und abwärts; den Bauch langsam und sanft kreisend im Uhrzeigersinn, so wie die Nahrung fließt.

Rücken und Gesäß: Mit der flachen Hand auf und ab; den Rücken so weit du ihn erreichst.

Beine: Mit den Oberschenkeln beginnen, mit der flachen Hand kräftig in beide Richtungen auf und ab massieren, dann ebenso die Unterschenkel; Knie und Knöchel kreisend.

Füße: Schenk diesem ebenso wichtigen wie vernachlässigten Körperteil besonders viel Aufmerksamkeit. Die Knöchel mit beiden Händen kreisend massieren, die Ferse in Richtung Sohle mit Druck; dann entlang der Achillessehne aufwärts und abwärts streifen, und schließlich mit schnellen Fingerbewegungen den Fußrücken beleben. Die Zehen wie die Finger einzeln behandeln, die Zwischenräume nicht vergessen. Zum Schluss mit den Handflächen sanft die Fußsohlen massieren.

Die Haut saugt das Öl ein. Nachher solltest du warm duschen oder baden. Ein Tipp für heiße Tage: Nur die Kopfhaare und die Fußsohlen massieren. Oder den ganzen Körper ohne Öl. Fang an einem Wochenende an, da hast du mehr Zeit. Warum diese Ölmassage? Weil sie dir ein Wunder an Entspannung bietet. Du spürst deinen Körper und deine Haut viel besser als sonst. Die Massage pflegt deine ältesten Sinne: den Geruchssinn, das ist der älteste überhaupt, und das körperliche Spüren, den Tastsinn also. Im Alltag konzentrieren wir uns auf das Sehen und Hören und vernachlässigen die alten Sinne. Diese haben aber einen großen Einfluss auf unser unbewusstes Wohlbefinden. Eine häufige Ölmassage belebt deinen Kreislauf und die Verdauung, stärkt deine Muskeln und Nerven, und sie beugt Krankheiten vor.

In Morpheus' Armen

Drei einfache Dinge genügten dem chinesischen Meister Konfuzius zum Leben: ‚Wasser zum Trinken, Brot zum Essen und ein angewinkelter Arm zum Schlafen.' Ein guter Schlaf ist also ebenso wichtig fürs Wohlbefinden wie die Ernährung und die Bewegung. Doch was ist ein guter Schlaf? Napoleon soll mit fünf Stunden ausgekommen sein, Einstein habe zehn gebraucht. Das sind Extreme. Die meisten Menschen brauchen zwischen sieben und neun Stunden. Darüber und darunter, das sind schon Ausnahmen.

Wichtig sind vor allem die ersten Stunden; diese sollen wirklich störungsfrei sein. Dabei hilft ein schöner und kuscheliger Schlafplatz in einem Zimmer, in dem du dich wohl fühlst, ausgestattet mit guten Materialien und nicht von nutzlosem ‚Gerümpel' verstellt; gutes Licht und kein TV-Gerät. Für die Schlafunterlage ist ein Mittelweg gut: eher hart, aber den Körper unterstützend, also auch wieder nicht so hart wie der Fußboden. Die Decken sollen leicht sein, aus natürlichem Material und atmen können. Wir schwitzen und atmen in der Nacht bis zu einem Liter Wasser heraus, das muss verdunsten können: Die Bettwäsche muss daher täglich gelüftet werden. Die ideale Schlaftemperatur liegt zwischen 15 und 18 Grad bei guter Durchlüftung und nicht zu trockener Luft.

Schafe zählen

Das mag in eine Narkose hineintragen, aber nicht wirklich in den Schlaf, wenn dieser nicht so recht kommen will. Besser wirkt schon, sich schöne und harmonische Erlebnisse ins Gedächtnis zu rufen. Und Tabletten? Mit ihnen würdest du einschlafen, doch keinen Tiefschlaf erreichen. Aber vor allem doktern sie nur am Symptom herum, den Einschlafschwierigkeiten also, während deren Ursachen bleiben. Diese zu erkennen und dann auch noch an sie heranzukommen, das ist – zugegeben – nicht leicht, weshalb wir für die Suche nach einfacheren Mitteln Verständnis haben. Einige Tipps bei Einschlafproblemen: Vor dem Schlafengehen nicht herumhetzen, nicht arbeiten und keine aufputschenden Fernsehsendungen anschauen; den Tag ausklingen lassen und zur Ruhe kommen; vielleicht einen kleinen Spaziergang einlegen, ein warmes Bad nehmen, sich pflegen, sanfte Musik hören und Tee trinken.

Tee trinken

Eine größere Menge Baldrianwurzel mit kleineren Portionen Melisse oder Hopfen vermischen und vielleicht zur Verbesserung des Geschmacks Orangenschalen oder Pfefferminze zugeben. Davon eine Tasse vor dem Abendessen trinken und eine weitere eine Stunde vor dem Zubettgehen, warm natürlich. Nicht mehr als diese zwei Tassen, sonst meldet sich bald danach statt des Schlafs die Blase. Ganz gut kann auch helfen, das Kopfkissen statt mit Daunen mit Kräutern zu füllen, diese beruhigen. Manche brauchen Ruhe, anderen tut Einschlafmusik gut, wieder andere brauchen vertraute Naturgeräusche. Wenn die Schlafstörung mit einer Krankheit zu tun hat, beispielsweise Depressionen, oder wenn sie die Folge von Schmerzen ist, dann natürlich zum Arzt gehen. Die Schlafforschung hat in den vergangenen Jahren große Fortschritte gemacht. Für Schlafmangel gibt es inzwischen fast hundert verschiedene Diagnosen.

Kikeriki

Mit den Hühnern schlafen gehen: So war's einmal bei unseren Vorfahren. Und sie wurden dann sehr früh vom Hahn geweckt. So ähnlich tickt wohl auch immer noch unsere biologische Uhr. Diese wird über die Zirbeldrüse, die irgendwo unter dem Gehirn liegt, von Licht und Dunkelheit in Gang gehalten. Hormone steuern unsere Wach- und Schlafbedürfnisse. Unsere soziale Uhr tickt heutzutage jedoch anders: Kunstlicht bringt die Hormone durcheinander, ebenso die zivilisatorische Reizüberflutung und womöglich die Hauptmahlzeit am Abend. Wir fühlen uns jedoch wohler, wenn die beiden Uhren nicht zu sehr auseinander laufen. Ideal wäre: Nicht zu spät aufstehen; dann Bewegung und Arbeit; zu Mittag die Hauptmahlzeit, weil unsere Verdauung zur Tagesmitte die größte Kraft hat; der Nachmittag ist dann wieder eine gute Arbeitszeit, das Langzeitgedächtnis ist jetzt besonders aufnahmebereit. Ab zehn Uhr abends lässt der Adrenalinspiegel langsam nach, und die Zirbeldrüse schüttet das Schlafhormon Melatonin aus. Wenn du zu spät ins Bett gehst, schläfst du schwer ein, kommst nicht mehr so richtig in die mitternächtliche Tiefschlafphase und bist am Morgen unausgeschlafen.

Und eine Siesta ... bz ... bz ...

Das Mittagsschläfchen? Abgesehen von der Frage, ob du dir diesen Luxus überhaupt leisten kannst, wissen wir auch nicht, ob er dir gut tut. Das ist nämlich bei jedem Menschen anders und daher auszuprobieren. Wenn ja, dann aber nicht länger als zwanzig Minuten, weil der Schlaf sonst zu tief wird. Siesta braucht wohl ein gewisses Training. Ungünstig ist ein Mittagsschlaf für Menschen, deren Nachtschlaf gestört ist. Günstig ist er für jene, die jeden Tag erst spät ins Bett gehen können und daher auf zu wenig Schlafstunden kommen. Durch einen Schlaf zum Beispiel zu Mittag kann wieder viel gutgemacht werden; in diesem Fall kann er wohl etwas länger sein. Dennoch: Auch wenn sich der Körper an die Zweiteilung gewöhnen mag, bleibt es letztlich eine Notlösung.

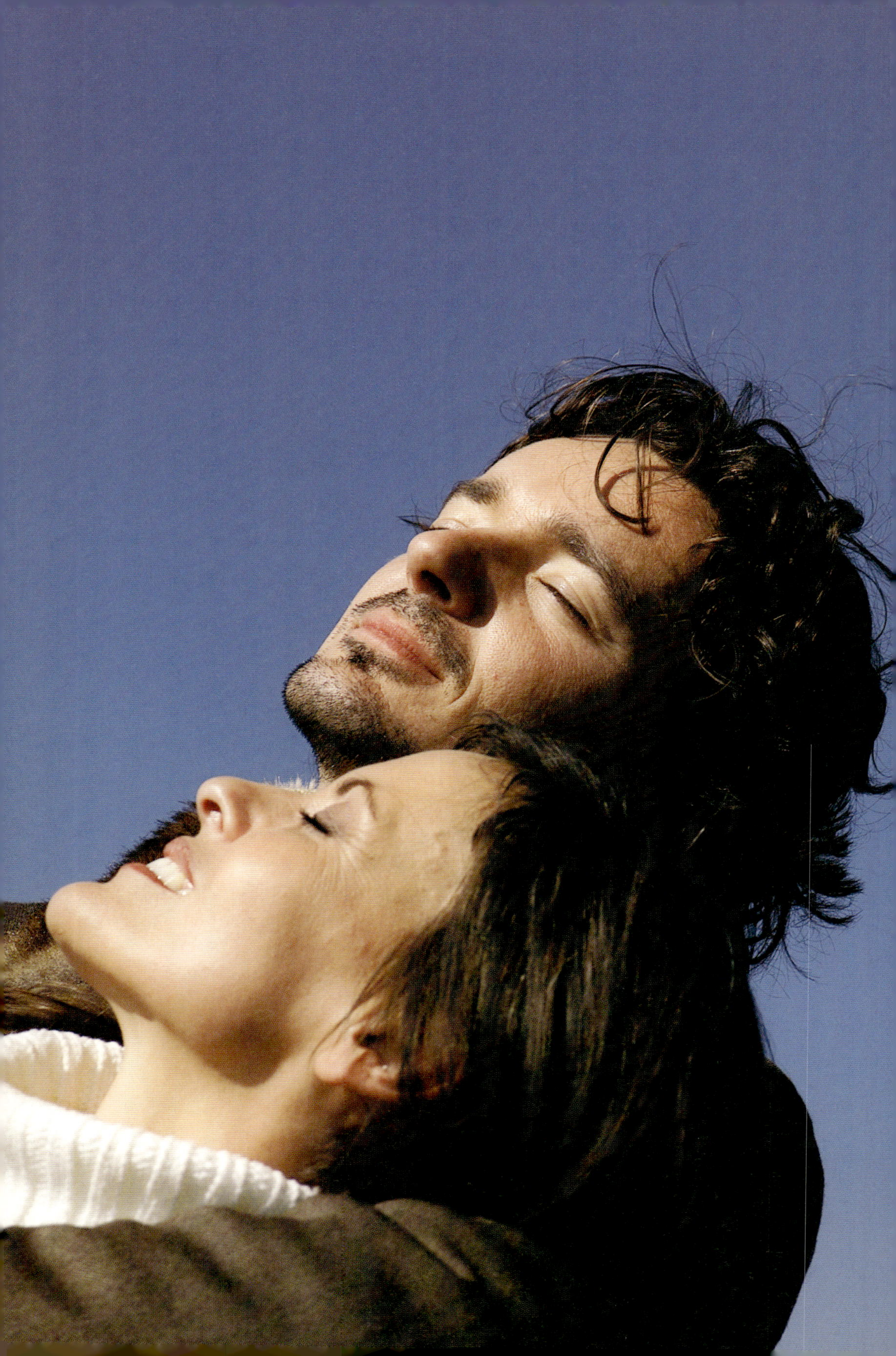

„Es werde Licht“

Einer der allerersten Sätze im Alten Testament, noch lange vor der Erschaffung des Lebens und noch unendlich viel länger vor Adam und Eva. Logo, ohne Licht kein Leben: Die Sonnenenergie ist die Quelle allen Lebens.

Wir Bleichgesichter

Adam und Eva waren dunkelhäutige Afrikaner. Eine dunkle Haut ist ideal in Afrika: Sie schützt einerseits vor zu viel südlicher Sonne, andererseits lässt sie in Afrika doch noch genügend Lichtenergie in den Körper fließen. Und das ist wichtig, schließlich ist Lichtenergie die Basis allen Lebens: für die Pflanzen, die Tiere und uns Menschen. Als die Nachfahren Adams und Evas irgendwann Afrika verließen und in den Norden zogen, bekamen sie ein Problem: zu wenig Sonne, zu wenig Energie. Das hätte sie siech werden und schließlich wegen Energiemangel aussterben lassen können. Doch ihre innere Naturintelligenz war stärker, diese wusste sich zu helfen: Die Nordwanderer verloren über Generationen langsam ihre dunklen Hautpigmente, je mehr sie nach Norden kamen, desto mehr; oben in Skandinavien wurden sie schließlich ganz hell, selbst die Haare, damit jeder Lichtstrahl aufgenommen werden kann, bei den Blonden sogar über die Kopfhaut. Und weil die Sonne im Sommer auch im Norden kräftig ist, hat die Natur diese ziemlich radikale Entfärbung durch ein Chamäleonprinzip ergänzt: Im Sommer werden wir Hellhäutige vorübergehend braun, weil wir dann mehr Schutz brauchen. Aber kaum kommt der Winter, werden wir wieder zu echten Bleichgesichtern.

Musik für die Hormone

Über die Details weiß man noch erstaunlich wenig, doch wird der Wissenschaft immer mehr bewusst: Natürliches Licht ist für unser Leben von fundamentaler Bedeutung. Licht ist Tanzmusik für unsere Hormone. Unser Hormonhaushalt scheint ohne natürliches Tageslicht gestört zu werden. Ganz gut erforscht ist die Bedeutung des Lichts für die Bildung von Vitamin D: Dieses entsteht in der Haut mit Hilfe der einstrahlenden Lichtenergie, und zwar aus dem so viel gescholtenen Cholesterin. Und dieses Vitamin D, eigentlich ein Hormon, ist besonders wichtig für unseren Stoffwechsel, die Immunabwehr, das Wachstum der Zellen, und es organisiert den Transport von Kalzium aus unserer Nahrung in die Knochen. Wenn sich zum Beispiel Kinder zu selten am Tageslicht aufhalten und daher zu wenig Vitamin D bilden, wird ihr Knochenwachstum gestört. Rachitis heißt diese Krankheit, die bei uns vor über hundert Jahren, als das Industrieproletariat noch in dunklen Löchern hausen musste, weit verbreitet war.

Das dritte Auge

Manche entwicklungsgeschichtlich alten Tiere, wie zum Beispiel die Leguane, haben eine Art drittes Auge, ein ‚Stirnauge'. Dieses ist nicht zum Sehen bestimmt, sondern zum Aufnehmen von Lichtenergie, und es sieht daher auch anders aus, viel unauffälliger als die beiden Augen, mit denen Leguane uns im Zoo anstarren können. Einen Rest dieses dritten Auges hat offenbar auch der Mensch: die Zirbeldrüse im Inneren des Schädels. Sie hat viel mit dem Glückshormon Serotonin und mit dem Schlafhormon Melatonin zu tun, und sie hat die ganz wichtige Aufgabe, unsere verschiedenen inneren Rhythmen zu regeln. Das macht sie nicht allein, sondern in Zusammenarbeit mit dem Hypothalamus. Dieser ist eine übergeordnete Steuerungszentrale im Gehirn, eine Art ‚Chefdrüse', die mit Hormonboten über das vegetative Nervensystem viele Körperfunktionen dirigiert. Und der Taktgeber für die Arbeit von Hypothalamus und Zirbeldrüse ist die Lichtenergie.
Doch wie kommt unsere Zirbeldrüse zum Licht, wenn uns das dritte Auge abhanden gekommen ist? Ganz einfach: Unsere intelligente innere Natur hat diese Aufgabe den beiden Seh-Augen übertragen. Ganz entgegen unserer landläufigen Vorstellung leiten nämlich die Augen nur einen Teil der Lichtstrahlen ins Sehzentrum des Gehirns, manche Wissenschaftler meinen nur ein Viertel.

Das reicht zum Sehen, und wenn es doch zu wenig ist, vergrößern unsere Augen einfach die Pupillen. Die anderen drei Viertel der Lichtstrahlen pulsieren woanders hin: zum Hypothalamus und von dort zur Zirbeldrüse und wer weiß wohin noch. Wie gesagt, vieles ist noch unklar, nehmen wir doch im Gegensatz zum ‚gesehenen' Licht die zum Hypothalamus strömenden Lichtwellen nicht bewusst wahr. Übrigens ganz ähnlich wie beim Riechen: Manche Duftstoffe riechen wir sehr bewusst, andere Geruchspartikel bleiben uns unbewusst, aber sie erreichen wie die Lichtenergie auch die Steuerungszentrale Hypothalamus. Auf dieser unbewussten Ebene soll es sich übrigens entscheiden, ob Männlein und Weiblein einander ‚riechen' können. Unser Bewusstsein scheint dabei nicht sehr viele Mitbestimmungsrechte zu haben.

Blinde U-Boote

Dass Licht nicht nur zum Sehen da ist, hat ein wissbegieriger deutscher Augenarzt schon vor Jahrzehnten entdeckt. Ihm war aufgefallen, dass blinde Kinder manchmal in ihrer geistigen Entwicklung hinterherhinken, schlecht wachsen und unter deformierten Knochen leiden; siehe Vitamin D. Je früher die Blindheit eintritt, desto schwerwiegender sind die Folgen. Konnte solchen Kindern durch eine Operation das Augenlicht wiedergegeben werden, erlebten sie einen enormen Entwicklungsschub. Weitere Erkenntnisse machte man vor dreißig Jahren in der amerikanischen Navy. Als diese damals ihre ersten Atom-U-Boote vom Stapel ließ, freuten sich die Admirale, dass sie nun U-Boote hatten, deren Energie ausreichte, monatelang unter Wasser zu bleiben. An die Lebensenergie für die Besatzungen dachten sie weniger. Doch diese wurden beim Langzeittauchen von allerlei Beschwerden heimgesucht: Übergewicht, Diabetes, Bluthochdruck, Infekte, Depressionen. Die Ursache wurde bald klar: Tageslichtmangel. Bis heute bleibt der Navy nichts anderes übrig, als zu versuchen, das Problem mit Kunstlampen zu lösen. Und obwohl das Lampen sind, von denen ein durchschnittliches Kommerzsolarium nur träumen kann, gelingt das nur sehr unvollkommen. Spätestens nach diesen Erfahrungen wurde auch der Wissenschaft klar: Wir Menschen brauchen Tageslicht. Doch unser zivilisiertes Leben entwickelt sich davon immer weiter weg.

‚Frisches' Licht

Vor zweihundert Jahren verbrachten die meisten Menschen in Europa die meiste Zeit im Freien: bei der Arbeit auf Wiese und Acker. Heute ist das ganz anders: Statt an der frischen Luft fristen wir unsere Tage bei Kunstlicht in Bürotürmen, Fabriken und Supermärkten. Für unser Wohlbefinden müssten wir aber jeden Tag mindestens zwei Stunden Tageslicht aufnehmen. Doch viele von uns sind nur noch Minuten im Freien. Es ist heute so ziemlich jedem klar, wie wichtig eine bekömmliche Ernährung für Wohlbefinden und Gesundheit ist. Es gibt inzwischen aber auch Wissenschaftler, die der Meinung sind, dass Tageslicht mindestens ebenso bedeutsam sei. Da könnte was dran sein: Natürlich ist es wichtig, so zu essen, wie es unser Körper braucht. Aber Nahrung ist immer nur ‚konserviertes' Sonnenlicht, also anderes Leben, das durch Lichtenergie entstanden ist und das wir uns einverleiben. Wir brauchen jedoch auch ‚frische' Lichtenergie. Und daher gehört eigentlich zu einer ausgewogenen Ernährung, was ja nichts anderes heißt als ausgewogene Energiezufuhr, auch der Aufenthalt im Freien, denn Kunstlicht ist kaum mehr als gar nichts. Unser Lebensstil schneidet uns aber immer mehr vom Tageslicht ab. Lichtmangel ist zu einem großen Zivilisationsproblem geworden, ganz besonders im Winter.

Winterschlaf und Winterblues

Manche unserer nahen Tierverwandten schlafen den ganzen Winter. Ein Rest davon ist auch uns geblieben: der Winterblues. Er setzt meistens in den kurzen und trüben Tagen des November ein: schlechte Laune, Anwandlungen von Traurigkeit, müdes Schlappsein, kaum Energie, innere Einsamkeit, Sexmüdigkeit. Die meisten spüren das mehr oder weniger, jeder Fünfte leidet aber ausgeprägt daran und jeder Zwanzigste so sehr, dass man dann von ‚Winterdepression' spricht. Keine klinische Depression, im Gegensatz zu dieser sind der Appetit und das Schlafbedürfnis nicht gestört, aber man fühlt sich dennoch weniger ausgeschlafen; und die Stimmungsschwankungen belasten. Ein Phänomen des Nordens, weiter im sonnigen Süden ist es unbekannt. Kein Wunder, ist doch die Ursache Tageslichtmangel. Die künstliche Innenbeleuchtung ist kein Ersatz. Selbst ein bewölkter Wintertag bestrahlt uns noch zehnmal so stark wie die Lampen im Haus, ganz zu schweigen von einem sonnigen Wintertag. Und im Sommer ist Tageslicht hundertmal so hell wie ein künstlich sehr gut ausgeleuchteter Arbeitsraum. Dabei ist die Helligkeit gar nicht einmal der einzige Stimmungsmacher: Auch die spektrale Zusammensetzung des Tageslichts ist genau das, was wir brauchen; schließlich haben wir uns in Millionen Jahren daran gewöhnt. Kunstlicht, gleich welcher Technik, spendet uns höchstens einen Teil davon; es hat zu viele Spektrallücken, am meisten die Leuchtstoffröhren und leider auch die Energiesparlampen.

Wir sind Topfblumen

Margarethe: „Ich empfehle Menschen, die mit Depressionen oder depressiven Verstimmungen in meine Praxis kommen, mindestens einmal täglich eine Stunde oder besser zwei ins Freie zu gehen und Tageslicht zu tanken. Und jedes Mal wird mir dann erzählt, wie gut das tut, ganz gleich ob die Patienten spazieren gehen oder im Freien etwas arbeiten." Könnte es sein, dass frische Luft und Tageslicht vielen Menschen mit depressiven Anwandlungen mehr helfen als Pillen und Psychiatercouch? Eine provokante Frage. Wir haben natürlich einen inneren Widerstand, so einfache Lösungen zu akzeptieren. Und dennoch: Viele Menschen spüren, ohne sich viele Gedanken darüber zu machen, intuitiv, wie gut ihnen Licht tut. Woher kommt der menschliche Zugvogeldrang in den Süden? Warum ziehen viele Amerikaner, wenn sie alt sind und es sich leisten können, nach Florida und viele Mitteleuropäer nach Mallorca? Irgendwie sind wir Menschen Topfblumen: Wir gedeihen nur, wenn wir uns dem Licht entgegenstrecken können.

Bewegung im Freien

So einfach ist also die Lösung. Natürlich gibt es auch Kunstlichttherapien. Doch die sind umstritten. Es soll bessere und schlechtere, wirkungslose und sogar schädliche Lampen geben; aber eigentlich behauptet niemand, dass selbst die besten das Tageslicht ersetzen können. Was liegt also näher, als Bewegung mit Lichttanken zu verbinden. Laufen, gehen und andere Bewegungen im Freien tun uns aus vielen Gründen umfassend gut, wenn sie mäßig und regelmäßig betrieben werden. Und was eben immer klarer wird: Dabei spielt auch das Licht eine ganz wesentliche Rolle. Ein australisch-amerikanisches Forscherteam schickte zehn Läufer mehrmals eine Dreiviertelstunde ins Freie und dann aufs Laufband. Jeweils vorher und nachher wurden ihre Stresshormone gemessen und ihre subjektive Befindlichkeit abgefragt. Resultat: Das Laufen im Freien steigerte das objektive und das subjektive Wohlbefinden weit mehr als das Laufband.

Es scheint also so zu sein, dass wir die Arznei ‚Bewegung' noch umfassender verstehen müssen als bisher: Sie pflegt nicht nur unsere Biophysik, also Muskeln, Sehnen, Gelenke und Knochen, und nicht nur unsere Atmung und die ganze Biochemie, nein, wenn wir uns im Freien bewegen, versorgt uns diese Wundermedizin auch noch mit dem so wichtigen Tageslicht. Wir sagen bewusst

‚Tageslicht'. Sonnenschein hellt uns noch mehr auf, klar, doch auch ein bewölkter Himmel versorgt uns mit genügend Lichtenergie. Sorry, nicht gut fürs Fitnesscenter. Und wir stellen uns daher einigermaßen ernsthaft die Frage: Wäre nicht ein flotter Gang, zu Fuß meinen wir natürlich, in den ein paar Kilometer entfernten Biergarten und wieder zurück für dein Wohlbefinden bekömmlicher als trostloses Laufen und Radeln hinter vier Wänden?

Schlankmacher Licht

Das auch noch! Und wir haben dafür einen berühmten Zeugen: den altgriechischen Arzt Hippokrates. Seine Therapie für Fettleibige: „Ab an die Sonne! Und zwar nackt!" Weil die Sonne schlank macht. Das überrascht vielleicht, aber die Zusammenhänge sind inzwischen klar: Lichtmangel macht depressiv und daher auch hungrig, vor allem weckt es die Lust auf Süßigkeiten. Darum backen wir im Winter und nicht im Sommer Kekse. Zucker kann nämlich das Licht als Stimmungsaufheller ersetzen, weil beide ganz ähnlich auf unseren Gehirnstoffwechsel wirken. Beide sorgen für mehr vom viel zitierten Glückshormon Serotonin: das Licht, indem es den Abbau von Serotonin verhindert, und der Zucker, indem er den Aufbau fördert. Zucker als Ersatzlicht? Ein schlechter Tausch: Zu viel Zucker bringt den Insulinhaushalt durcheinander und macht so auf die Dauer dick. Und krank. Und wir essen ja ohnehin fast alle zu viel Zucker, sei es mehr oder weniger pur als Süßspeise oder versteckt in vielen Kohlenhydratgerichten. Also: Mehr Licht und weniger Zucker! Ganz besonders im Winter. Das macht schlank, hellt die Stimmung auf und erhöht auf vielfältige Weise unser Wohlbefinden.

Wir drei Autoren ...

Du: „Ihr drei Autoren habt mir, eurem geduldigen Leser, ein ziemlich vielfältiges Programm vorgelegt. Ich fürchte nur, das alles zu beachten, würde meine Kräfte übersteigen, jedenfalls mich zu sehr beschäftigen. Haltet ihr euch eigentlich selbst dran, ihr drei?“

Wir drei: „Für diesen Einwand sind wir dir dankbar, weil wir jetzt noch einmal klarstellen können: Was wir geschrieben haben, ist kein ‚Du-Musst-Programm‘; von so was halten wir nichts. Vielmehr sind es Ideen, die dir helfen wollen, deinen eigenen Weg zu finden; den Weg zu deinem ganz persönlichen Wohlbefinden.“

Du: „Gut, aber die Frage, woran ihr euch selbst haltet, ist noch offen.“

Wir drei: „Verzeih, aber im Wort ‚halten‘ steckt immer noch das ‚Ein-Halten von Regeln‘ drinnen. Bitte vergiss das. Jeder muss selbst über sein eigenes WOHL beFINDEN. Das kann ihm kein Regelwerk abnehmen. Wir haben für uns selbst vieles ausprobiert, manches verworfen und einiges in unser Leben eingebaut. Doch das ist natürlich bei jedem anders.“

Margarethe: „Ja, das ist bei jedem anders. Beispielsweise geht's mir beim Essen am besten, wenn ich mich einigermaßen an meinem ‚Menü für Sensible‘ aus dem Feuerstein-Kapitel orientiere. Wenn wir aber auswärts essen, weiche ich durchaus davon ab. Ganz wichtig ist mir, dass Lebensmittel hochwertig und frisch sind, daher kaufe ich täglich ein; es gibt bei uns keine Konserven. Ich versuche, drei Mahlzeiten einzuhalten; die größte mittags. Und zweimal im Jahr mache ich die dreitägige Entschlackungskur; schau im Feuerstein-Kapitel bei ‚Gabriele‘ nach. Über den Tag verteilt trinke ich zweieinhalb Liter Leitungswasser; damit ich darauf nicht vergesse, stehen mehrere Gläser herum. Und bei jeder längeren Autofahrt sind Wasserflaschen dabei.

Mindestens eine Stunde täglich ist flottes Gehen angesagt, und fast jeden Tag mache ich eine halbstündige Siesta. Beides tut mir unendlich gut. Und wenn ich Verspannungen spüre, gebe ich mir ein persönliches Mischprogramm von craniosacralen und Yoga-Übungen. An den Winterwochenenden verwöhne ich mich gern mit der Ölmassage aus dem Kapitel ‚Einschlafen und aufwachen‘.“

Helmut: „Wichtig ist mir der Grundsatz: Wohl dosiert und nicht extrem. Ich laufe zweimal wöchentlich eineinhalb Stunden, und einmal spiele ich mit Freunden Fußball. Craniosacrales ist täglich ein Teil meiner Morgentoilette:

Im warmen Badezimmer mache ich auf einer Decke aus dem Angebot, das wir im Kapitel ‚Gymnastik mit der Kaulquappe' beschrieben haben, fünf Minuten Übungen, wie sie mir gerade einfallen. Die ‚Gymnastik mit den Nerven' mache ich oft gemeinsam mit meinen Patienten in der Ordination. Und ‚Power fürs Powerhouse' gebe ich mir so alle vierzehn Tage. Zur Morgentoilette gehört oft auch noch eine kurze Nackenmassage mit Öl. Die ganze Ölmassage mache ich gern an Winterwochenenden.
Auch bei meiner Ernährung bin ich dosiert, aber nicht asketisch. Ich versuche, drei Mahlzeiten einzuhalten. Dabei vermeide ich eher Kuhmilch und Weizen, weil ich immer wieder spüre, dass mir diese nicht gut tun. Zurückgedrängt habe ich Pasta und Wurst-Käse-Jausen zu Gunsten von Fisch, grünem Gemüse, Olivenöl und Kürbiskernöl. Und ich trinke sehr viel Leitungswasser: jede halbe Stunde ein Glas."

Rudi: „Von uns dreien laufe ich wohl am meisten, sicher dreihundertmal im Jahr, und zwar so, wie es im Kapitel ‚Gentle Running' steht, also langsam und mit tiefem Nasenatmen. Laufen ist Teil meines Morgenrituals: aufstehen, eine Jumbotasse Tee, anziehen, noch eine Jumbotasse, eine Stunde oder mehr laufen, eine dritte Jumbotasse, Morgentoilette; dann zum Frühstück einen großen Salat mit verschwenderisch viel Olivenöl und einem wechselnden zweiten Gang. Über den ganzen Tag verteilt trinke ich dann Leitungswasser, zusammen mit dem Tee komme ich auf drei Liter. Zwischendurch improvisiere ich manchmal im Sitzen oder Stehen craniosacrale Übungen: Die Schraube und der Halbmond eignen sich dafür hervorragend; ebenso Variationen aus der Nervengymnastik. Das Morgenritual und das verlässliche Trinken sind mein persönliches Anti-Aging-Programm, und ich spüre seit Jahren, wie gut mir das tut.
Bei der Ernährung orientiere ich mich einigermaßen an dem, was wir beschrieben haben; inklusive gelegentlicher ‚Exzesschen'. Warum nicht!? Schau nach bei ‚Exzess und Askese' am Anfang des Buches."

Wir drei: „Du siehst, unsere Antworten beziehen sich vor allem auf Biochemie und Biophysik, wahrscheinlich weil sich das an Äußerlichkeiten festmachen lässt. Beim Mentalen ist das schwieriger. Dir jetzt zu erzählen, was wir so tun, um uns einigermaßen resistent gegen Stress zu halten, das wollen wir denn doch nicht: Das käme uns zu wolkig vor. Wir bitten dich also, geneigter Leser, uns das zu erlassen."

Inhaltsverzeichnis

Im ersten Hauptkapitel klären wir die Voraussetzungen. Jeder Mensch besteht aus Billionen von Zellen, die in uns und für uns arbeiten. Damit das möglichst klaglos abläuft, hat jede einzelne Zelle ihre eigene und alle zusammen eine vernetzte Naturintelligenz. Gemeinsam versuchen sie ständig, deine inneren Systeme in der Balance zu halten: Dann fühlst du dich wohl. Es ist daher logisch, dass deine inneren Helfer genau wissen, was dir gut tut. Glücklicherweise teilen sie dir ihre Einschätzung ständig als Wohlbefinden oder als Unwohlbefinden mit: innere Gefühle, die ein guter Kompass sind, wenn es darum geht, ob du richtig lebst.

Nun wird es konkret: Im zweiten Hauptkapitel geht es um alles, was mit Ernährung zu tun hat. Dazu gehören außer dem Essen auch so Wichtiges wie das regelmäßige Trinken und schließlich auch das Entsorgen von Schadstoffen aus unserem Körper. Wir sagen dir, was heute von der Wissenschaft als vernünftige Ernährung angesehen wird. Wir traktieren dich aber nicht mit einem Wust von Regeln und Tabellen zum gehorsamen Nachvollziehen, vielmehr bieten wir praxisorientierte Informationen mit dem Ziel, dass du deinen eigenen Weg findest. Dies ist aus zwei Gründen sinnvoll: weil wir Menschen ungleich sind, auch in unserer Biochemie, und weil unsere Wissenschaft weniger weiß, als wir uns gewöhnlich vorstellen. Daher sollten wir nicht gefühlsblind fremde ‚Ernährungslehren' befolgen, sondern lernen, unsere inneren Bedürfnisse wieder besser selbst zu spüren.

Hand und Fuß: deine Biophysik **87**

Im dritten Hauptkapitel geht es um unser ‚Fahrgestell' und dessen Steuerung durch unseren Lebenscomputer, also durch den Verbund Gehirn/Rückenmark, von der Wissenschaft Craniosacrales System genannt. Wir glauben nicht daran, dass es vordringlich ist, die Zeit mit allerlei Muskeltraining an Fitnessmaschinen zu verbringen. Hingegen sind wir fest davon überzeugt, dass Wohlbefinden eine regelmäßige, im Idealfall tägliche Ausdauerbewegung an der frischen Luft voraussetzt; ob das Laufen ist oder zügiges Gehen oder etwas Ähnliches, das ist nicht so wichtig. Und wir glauben zweitens daran, dass eine weitere Bedingung in der regelmäßigen Pflege unseres Lebenscomputers liegt, ein Herzstück dieses Hauptkapitels; bei uns ist das noch ziemlich wenig bekannt. Wir bieten dafür einfache Übungen an, auch für zwischendurch, daheim oder am Arbeitsplatz.

Geist und Gemüt: dein Seelenleben **129**

Alles hängt mit allem zusammen: Diese Erkenntnis zieht sich durch das ganze Buch. Wohlbefinden ist nur möglich, wenn alles Körperliche und das Geistig-Seelische gut zusammenspielen. Mit Letzterem beschäftigen wir uns im vierten Hauptkapitel. In dessen Mittelpunkt steht das Thema Stress, eine Geißel unserer Zeit, die viele chronische, aber auch akute Krankheiten mitverursacht. Wir gehen den Fragen nach: Was ist Stress eigentlich? Wie kannst du damit besser umgehen? Und wie könntest du deine Seelenkräfte vorbeugend so stärken, dass du Stress besser bewältigen kannst.

„Danke!"

Sieben Mitmenschen wollen wir ganz herzlich danken. Sie haben uns bei diesem Buch vielfältig geholfen. Es sind dies die Fotografin Margit Berger mit ihrer motivierenden Fotokunst, die beiden Models Maria und Harald Danzmayr mit ihrer hinreißenden Ausstrahlung, der Physiotherapeut Johannes Randolf mit seinem kompetenten Bewegungswissen, der Seminarveranstalter Werner Labner mit seinem uneigennützigen Organisationstalent, der Grafiker Kurt Hamtil mit seinen geschmeidigen Layoutideen und unser Lektor Horst Trimmel mit seiner väterlichen Kontrolle.

Wir widmen dieses Buch Antonia, Bernhard, Felicitas und Nicola.